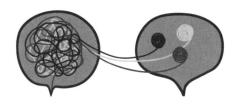

AFETOS, TORMENTOS E DESABAFOS

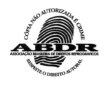 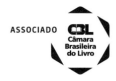

L534a	Lejderman, Fernando.
	    Afetos, tormentos e desabafos : histórias em psicoterapia e psiquiatria / Fernando Lejderman. – Porto Alegre : Artmed, 2022.
	    xvii, 217 p. ; 21 cm.
	
	    ISBN 978-65-5882-048-2
	
	    1. Ensaio. 2. Psiquiatria. I. Título.
	
	                                                        CDU 616.89:82

Catalogação na publicação: Karin Lorien Menoncin – CRB 10/2147

Fernando Lejderman

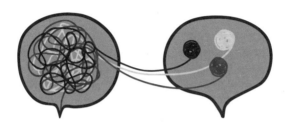

AFETOS, TORMENTOS E DESABAFOS

Histórias em psicoterapia
e psiquiatria

Reimpressão

Porto Alegre
2022

© Grupo A Educação S.A., 2022

Gerente editorial: Letícia Bispo de Lima

Colaboraram nesta edição:

Coordenadora editorial: Cláudia Bittencourt

Capa: Kaéle Finalizando Ideias (adaptada de projeto original de Maurício Pamplona)

Imagem da capa: @shutterstock.com/StockSmartStart/Psychotherapy. Woman psychologist with tangled and untangled brain metaphor, society psychiatry concept illustration

Preparação de originais: Maria Lúcia Badejo

Editoração: TIPOS – design editorial e fotografia

Reservados todos os direitos de publicação ao
GRUPO A EDUCAÇÃO S.A.
(Artmed é um selo editorial do GRUPO A EDUCAÇÃO S.A.)
Rua Ernesto Alves, 150 – Bairro Floresta
90220-190 – Porto Alegre – RS
Fone: (51) 3027-7000

SAC 0800 703 3444 – www.grupoa.com.br

É proibida a duplicação ou reprodução deste volume, no todo ou em parte, sob quaisquer formas ou por quaisquer meios (eletrônico, mecânico, gravação, fotocópia, distribuição na Web e outros), sem permissão expressa da Editora.

IMPRESSO NO BRASIL
PRINTED IN BRAZIL

AUTOR

Fernando Lejderman nasceu em Porto Alegre em 1955, graduou-se em Medicina na Universidade Federal do Rio Grande do Sul (UFRGS) em 1979 e é especialista em Psiquiatria pela mesma universidade desde 1984. É psicoterapeuta pelo Centro de Estudos Luiz Guedes (CELG), da UFRGS, e pelo Departamento de Psicoterapia da Associação Brasileira de Psicoterapia. Trabalhou como médico psiquiatra no Hospital Psiquiátrico São Pedro, da Secretaria Estadual da Saúde do Rio Grande do Sul, entre 1980 e 1988.

Foi secretário científico do CELG nas gestões 1992/1993 e 2007/2008 e presidente da Associação de Psiquiatria do Rio Grande do Sul (APRS) no biênio 2008/2009. No Centro de Estudos de Literatura e Psicanálise Cyro Martins (CELPCYRO), foi coordenador da área de Humanismo Médico em 2010 e 2011. Coordenou o Programa APRS Comunidade, da APRS, entre 2010 e 2014. Atualmente é coordenador da Câmara Técnica de Psiquiatria do Conselho Regional de Medicina do Estado do Rio Grande do Sul (CREMERS).

AGRADECIMENTOS

A origem deste livro é uma coleção de expressões características e singularidades observadas no atendimento médico e psicoterápico de pacientes no curso de minha atividade clínica como médico psiquiatra. Desejo expressar, inicialmente, um agradecimento especial a todos os pacientes pela gentileza que sempre demonstraram, desde a autorização do registro e utilização das suas manifestações até a atual publicação dos exemplos retirados das suas histórias de vida. A possibilidade de tentar ajudar outras pessoas com doenças, conflitos e sofrimentos emocionais é uma concessão que os pacientes nos fazem, e esse reconhecimento é uma forma simples e direta de afirmação da minha gratidão.

Agradeço a todos os familiares, amigos, amigas e colegas pela paciência em ler alguns dos textos desde os esboços iniciais. Cada um de vocês, seja nas fases iniciais da preparação deste livro, seja nas fases intermediária e final do processo, contribuiu com valiosas e oportunas considerações críticas para o aprimoramento do texto final. Igualmente a sinalização positiva sobre a ideia de um livro baseado nos relatos de histórias clínicas – e através do olhar sofisticado dos pacientes – foi uma ajuda decisiva no sentido de levar em frente esse desafio.

O estímulo verdadeiro de vocês, principalmente nos momentos de dúvida e hesitação da minha parte, se mostrou uma fonte de energia para vencer as principais resistências em direção à revelação e à publicação destas histórias. Afinal, vencer resistências e obstáculos é uma das tarefas centrais para o êxito nas mudanças ao longo da vida.

O meu muito obrigado pelo apoio: Anette T. Lejderman, Ângela Maria Gazola, Beatriz E. Leiderman, Berenice G. Gianetti, Betina Lejderman, Carlos Augusto Ferrari Filho, César G. Santos, Cláudio L. Eizirik, Fabio Gansl, Fanny Wulkan, Flavio R. Correa, Gecy Belmonte Parente, Gilberto Schwartsmann, Jane Gansl, Jessica Landes, Joel A. Nogueira, Jose Roberto Goldin, Leo S. Lejderman, Lucia Helena Freitas, Luis Carlos Seligman, Maria Elizabeth Horn Pepullin, Martha T. Sampaio, Oscar Teitelbaum, Paulo Roberto C. C. França, Renato Seligman, Ricardo Halpern, Roberto Lejderman, Sabine Raizler, Suzane I. Golbert e Sylvia Nabinger.

Ao Grupo A eu sou particularmente grato desde os tempos do início da vida profissional, quando ainda era uma pequena livraria no centro da cidade de Porto Alegre. Impossível imaginar, naqueles tempos longínquos, que o destino reservaria para mim um lugar em uma publicação daquela livraria Artes Médicas. E a minha gratidão só aumenta de tamanho. Além de uma afetuosa recepção em todos os setores do Grupo A, sou especialmente grato a Maria Lúcia Badejo pela revisão criteriosa e detalhada do texto e a Cláudia Bittencourt pela coordenação na edição final do livro. Agradeço à oportunidade da publicação deste livro na prestigiada coleção Literatura e Psicologia. É um privilégio fazer parte desta história.

O agradecimento final é dirigido a Elisa Henkin, amiga de tantos anos. Elisa foi responsável em transformar o conjunto de relatos de histórias clínicas em um livro em todos os sentidos, desde a revisão apurada dos textos iniciais até as sugestões de modificações apropriadas em determinadas passagens da narrativa das histórias; sempre com um olhar gentil, bem-humorado e cuidadoso comigo, respeitando a minha inexperiência com a tarefa da escrita. Nossos encontros regulares e semanais – exatamente como uma terapia – ocorreram, de forma virtual, desde o final de julho de 2020 até o final de dezembro de 2020. Desde o início, ela me fez acreditar que seria, sim, possível concluir essa tarefa. Mas, o mais importante, ela me diria inúmeras vezes, seria não ter pressa. A parte que é mais fácil desse difícil processo de escrita, para mim, é a observação e o registro dos títulos. O título de Elisa ficou registrado assim: "Eu sabia que ia te encontrar".

Boa leitura a todos!

> # APRESENTAÇÃO –
NÃO PODERIA SER DIFERENTE

Para ler os originais que Fernando me enviou, dediquei-me por completo. A razão é simples: a garantia de que nunca seria perda de tempo. Eu conheço o autor desde criança. Ele jamais produziria algo fútil – não é o seu perfil.

Nossa relação de uma vida inteira me garantia que o livro conteria seriedade, competência e afeto, muito afeto. A leitura confirmou tratar-se de um belo registro de um universo emocional rico, da vida profissional de uma pessoa igualmente rica.

Nada nas relações do autor – profissionais ou não – navega na superficialidade. Ele simplesmente não consegue. Ao fim e ao cabo, até o seu bom humor garante leveza ao que muitas vezes é pesado.

Por essas razões, os relatos do cuidado de pessoas com doenças psiquiátricas, sob o olhar de Fernando, resultam em uma leitura agradável, instrutiva e emocionante.

Os temas são reais – a vida das pessoas –, e o seu tratamento, técnico. Não obstante, tudo é imerso em um plasma invisível de ternura, empatia e desejo genuíno de ajudar o outro a viver melhor.

Nenhum dos relatos revela a posição do terapeuta narcisista, que dá sempre um jeitinho de se autoelogiar ou capitalizar para si os dividendos da melhora do paciente. É o paciente que conta.

O autor alterna o papel de conselheiro, pai, irmão ou amigo, mas é sempre médico. Não é trivial tratar pacientes com competência e neutralidade, mantendo ao mesmo tempo vínculos de confiança e afeto. A propósito, a tão falada neutralidade do médico é por ele utilizada, desde que seja em benefício do paciente. Longe de esperar dele frieza ou simples resignação. Fernando torce que tudo dê certo por gostar de gente. Mais importante, e o que garantirá o sucesso que antecipo do livro, os relatos – todos eles – são verdadeiros. Ninguém duvida. Revelam como o sofrimento pode ser atenuado se o paciente puder contar com um terapeuta do quilate humano do autor. Não poderia ser diferente.

Gilberto Schwartsmann
Oncologista, professor titular da
Faculdade de Medicina da Universidade
Federal do Rio Grande do Sul

PREFÁCIO – UM PSIQUIATRA E PSICOTERAPEUTA E SEUS PACIENTES

Conheci o Fernando Lejderman no início dos anos 80 do século passado, quando fez sua residência médica em Psiquiatria no Centro Psiquiátrico Melanie Klein, onde eu era um dos professores. O jovem residente desde logo me chamou a atenção por sua simpatia, inteligência, dedicação aos estudos, inquietude intelectual e curiosidade.

Ao longo dos anos seguintes, acompanhei sua carreira ora mais de longe, ora mais de perto, mas sempre tendo notícias de como ia se desenvolvendo por meio de encontros em congressos, em reuniões na Associação de Psiquiatria do Rio Grande do Sul (APRS) ou em caminhadas pelo "Parcão". Soube, assim, ou por outras vias, que desenvolvia uma clínica psiquiátrica e psicoterápica crescente, que ocupou vários cargos associativos e que foi um excelente presidente da APRS. Um elemento invariável de nossos encontros envolvia a rivalidade clubística, sendo ele um colorado irredutível e eu um gremista igualmente irredutível. Mas um elemento bem-humorado, uma certa tendência à ironia, incluía um outro aspecto que eu só vim a identificar quando li este livro.

Nestas décadas de convívio cordial, mas não próximo, muito menos íntimo, pude conhecer um pouco mais do Fernando a partir de alguns casos que atendíamos em comum, ele cuidando da parte psiquiátrica e eu da psicanalítica ou psicoterápica, mas ainda assim eram informações filtradas pela sensibilidade ou pela transferência desses pacientes. O que eu ouvia, também, era que o Fernando tinha uma enorme clínica, e que seus pacientes, em geral, se vinculavam muito a ele e permaneciam por muitos anos em tratamento.

A leitura de *Afetos, tormentos e desabafos: histórias em psicoterapia e psiquiatria* foi, afinal, a grande oportunidade de conhecer mais plenamente o Dr. Fernando Lejderman, alguns de seus pacientes e a forma como trabalha como psiquiatra e psicoterapeuta.

A leitura do livro é extremamente agradável e, uma vez iniciada, não dá vontade de parar. Fernando conta as histórias de seus pacientes e de sua interação com eles de forma coloquial, espontânea e natural, convidando o leitor a tomar parte nas situações narradas.

Tanto a psicanálise como a psicoterapia de orientação analítica começaram, com Freud, dentro do modelo médico tradicional que separava duas pessoas com identidades e funções bem delimitadas: o médico e o paciente – embora Freud e outros pioneiros já alertassem para a comunicação entre consciente e inconsciente. Ao longo das décadas, contudo, e a partir das ideias de Melanie Klein, de Bion e, mais especificamente, de Willy e Madeleine Baranger, houve a modificação paradigmática e o reconhecimento de que nesse trabalho existem duas mentes trabalhando em conjunto, ou seja, um campo analítico ou psicoterápico, no qual o que de fato importa é a relação entre os dois, e o que desenvolvem em conjunto é o que poderá ou não produzir alguma mudança psíquica.

Nos relatos que lemos aqui, vemos um psiquiatra e psicoterapeuta visivelmente com um sólido conhecimento de suas áreas de trabalho, que nos convida a observar e participar dos campos psicoterápicos que cria com cada paciente, e compartilha conosco suas ansiedades, suas dúvidas, seus temores, suas frustrações e suas alegrias. Mostra, em cada caso, que vai construindo com seus pacientes as abordagens necessárias e possíveis, discutindo com eles as alternativas medicamentosas e as intervenções psicoterápicas dinâmicas, de apoio ou cognitivo-comportamentais.

Fernando adota a prática de eleger, de cada paciente, alguma peculiaridade, alguma expressão, que acaba sendo algo que nos ajuda a entender um aspecto essencial de seu caráter. Em seu primeiro livro, *Do mito à verdade científica*, Cyro Martins adotava a mesma prática, e nunca esqueci seus relatos batizados, por exemplo, de "Um gordo de Dickens" ou "Vinte e quatro horas na vida de um masoquista". Pode parecer algo simplista, mas observação similar se encontra, muitas vezes, nos apelidos dados pelos colegas de escola, ainda na infância ou adolescência inicial, que com frequência captam algum traço de caráter, que poderá ser identificado quando a pessoa procura tratamento na idade adulta ou na velhice. Em minha própria prática clínica, ou nas supervisões, não é incomum que a mesma coisa ocorra. Afinal, estudamos juntos os livros de David Malan sobre psicoterapia breve, que Fernando descreve na sua introdução.

A leitura dos diferentes casos evidencia que Fernando é um excelente médico, com amplo conhecimento clínico, psiquiátrico e psicodinâmico, bem como uma característica pessoal que está presente em todas as histórias clínicas: trata-se de um médico que gosta de seus pacientes e que se dedica a cuidar deles. A primeira vez que ouvi essa expressão foi de um de nossos maiores clínicos, quando me disse, a propósito de um caso em comum que tínhamos: Eu cuido do Seu Fulano. Ele não disse eu trato, eu atendo, ele disse que cuidava. E é exatamente isso o que vemos o Fernando fazer: ele cuida de seus pacientes, ele se dedica a seus pacientes, ele se preocupa com seus pacientes, ele pensa nos seus pacientes. E penso que essa é uma característica essencial do bom médico, do bom psiquiatra, do bom psicoterapeuta, e talvez explique, ao menos em parte, seu sucesso e sua efetividade nos atendimentos que realiza e por que seus pacientes também gostam dele.

Volto agora ao que mencionei no início, ao falar de nossos encontros e da aparente ironia ou tiradas bem-humoradas nas conversas. Percebo agora, depois de ler e reler seus relatos clínicos, que o que perpassa todo o livro, mais em umas situações, menos em outras, que a linha diretriz que conduz seu trabalho e sua atitude com os pacientes é uma ternura, ou para seguir o que diria Freud sobre a base do trabalho com pacientes, é uma das expressões do amor, que permite a presença do cuidado. Há no Fernando um olhar afetuoso e de interesse, que às vezes ele disfarça de ironia ou bom humor, que também são traços que lhe são naturais.

Embora eu seja um leitor inveterado, como aliás fica evidente que o Fernando também é, não me sinto capacitado para avaliar a qualidade literária de um texto, a não ser pelo critério subjetivo de gostar, me sentir preso pela narrativa e não querer parar de ler. Assim, por esses critérios, penso que o Fernando emergiu deste livro como um narrador talentoso, capaz de transformar suas experiências vividas com os pacientes em relatos vívidos que nos incluem como testemunhas e participantes.

Dito isso, só posso recomendar vivamente a leitura deste livro, não só para profissionais e estudantes da saúde mental, como para todas as pessoas interessadas no funcionamento da mente humana e nas diferentes expressões do sofrimento psíquico e de como um psiquiatra e psicoterapeuta talentoso, e com um estilo de trabalho peculiar, enfrenta esses afetos, tormentos e desabafos e desenvolve confiança, vínculos e afeto com coragem e plena dedicação. Parabéns, querido Fernando! Como todos e todas que se beneficiam de teu trabalho clínico e compartilham o teu convívio cheio de energia e criatividade, sinto-me orgulhoso de ter feito parte desta bela trajetória.

Cláudio Laks Eizirik
Psiquiatra e psicanalista. Professor emérito
de Psiquiatria da Universidade Federal do
Rio Grande do Sul (UFRGS). Psicanalista didata da
Sociedade Psicanalítica de Porto Alegre (SPPA).

SUMÁRIO

Introdução 19
1 A livraria 29
2 Espiralando 38
3 Tu me bloqueaste no WhatsApp 39
4 Desativei a raiva 43
5 Paralisia 51
6 Caquinhos de Neozine 52
7 Apoio 56
8 Superego criado a Toddy 62
9 Diagnóstico 76
10 Sem temperos 77

11 O problema é no amor 80

12 O poste da Avenida Ipiranga 86

13 *I am a people person* 93

14 Bloqueio no estacionamento 94

15 Estou o fino 99

16 Sai de fininho 104

17 Agonia 115

18 Um cavando e três olhando 116

19 O desastre 121

20 *Spinning* 126

21 Melhora surpreendente 127

22 O quarto com a janela emperrada 131

23 Ímpeto 141

24 O paraquedista 142

25 A menina algariada 147

26 Desabafo infinito 152

27 O protagonista dos acontecimentos 154

28 O sonho com meteoros 160

29 TOC informação 172

30 A Rita faz milagres 173

31 Iniciativa, continuativa e terminativa 178

32 Liderança 185

33 Pauta limpa 186

34 Mãe, eu tenho tudo isto aqui! 192

35 Suicídio 200

36 A fraude e a trilha do silêncio 201

37 *Endurance* 217

INTRODUÇÃO

A história deste livro é relativamente recente, mas a sua essência é bem mais antiga. A origem foi o cotidiano do trabalho como psiquiatra e psicoterapeuta envolvido com doenças mentais – esquizofrenia, transtorno bipolar, transtornos depressivos, transtornos de ansiedade, transtornos atencionais e quadros demenciais – e a condição humana em sua concepção mais ampla de significados, com alegrias, tristezas, dores, amores, impulsos, paixões, contrariedades, frustrações, realizações e conquistas. É uma atividade clínica em permanente interação próxima com os sofrimentos psicológicos em variadas apresentações, sempre repletas de nuanças originais e tonalidades que a nossa alma insiste em expressar nos incontáveis desafios e dificuldades habituais da existência.

Ouvir com atenção a história de um paciente – realmente sem preconceitos e com interesse – é uma tarefa difícil nesse mundo subjetivo de relatos pessoais tão íntimos. Cada caso é único e apresenta uma trama de problemas mentais, dramas psíquicos, emoções e segredos singulares. Por um lado, é uma profissão complexa e repleta de casos gratificantes quando conseguimos ajudar as pessoas e, por outro, dominada por frustrações dolorosas quando não somos bem-sucedidos. E repetidas vezes não somos bem-sucedidos. Ou o sucesso é parcial e/ou apenas por um determinado período de tempo.

Alguns transtornos ou condições psiquiátricas são doenças médicas em tudo que esse termo significa em relação a diagnóstico, etiologia, fisiopatologia, tratamento, prognóstico e evolução. Outros, no entanto, são reações, comportamentos e histórias de vida com a presença de sofrimentos humanos existenciais que necessitam ser reconhecidos, enfrentados, elaborados e, finalmente, superados por meio dos mais diversos mecanismos adaptativos. A distinção entre essas condições, no espaço situado entre os sintomas das doenças e as vivências pessoais, é uma explicação possível para o debate intenso que existe em relação ao mundo "psi" e que, não raro, tem colocado profissionais da psiquiatria, da psicologia e da psicanálise em campos opostos, com posições dominadas por aspectos e linhas ideológicas que resultam em dicotomias e dissociações infrutíferas no território em comum da saúde mental.

O conteúdo presente neste livro segue um fio condutor sobre histórias clínicas registradas ao longo dos anos de minha atividade. Não lembro precisamente quando surgiu o hábito de escrever o que eu considerava, no início, somente como características ilustrativas da história ou do momento de vida dos pacientes.

Eram expressões originais que eles utilizavam para descrever determinados aspectos da sua personalidade, ou do seu funcionamento psicológico, ou do momento de vida, ou o conteúdo de sonhos, ou a ilustração de um modo peculiar, de algum detalhe ou acontecimento significativo de sua vida. Era o olhar dos pacientes sobre si próprios.

Enfim, tratava-se de uma visão única e preciosa sob o ângulo do resultado daquela misteriosa interação subjetiva. Era evidente para eles que se tratava de algo especial. E, para mim, se tornou um hábito profissional.

Aos poucos, e no transcorrer do tempo, essas manifestações espontâneas – verdadeiras "pérolas" – se transformariam em "títulos de casos". E eu passei a colecioná-los. E, para minha surpresa, eles foram progressivamente me ensinando que eram bem mais psicoterapêuticos do que eu suspeitara inicialmente. Esses títulos, com sua indiscutível capacidade de síntese presente, ajudavam os pacientes na busca pela solução dos problemas, no autoconhecimento e na aquisição de seus próprios *insights*. E, em algumas circunstâncias, já representavam o próprio autoconhecimento e a expressão de algo pessoal valioso sob o prisma psíquico. Em outras palavras, representavam a história do caso. Para cada caso havia uma singularidade que tinha um teor explicativo.

O processo de dar nome aos casos sempre ocorreu de um jeito espontâneo. Quando algo expressivo surgia em uma determinada consulta ou sessão de terapia, eu escrevia em um caderno e, posteriormente, direto no computador, em uma planilha dedicada especialmente a eles. Aproveitava o exato momento em que escrevia e já solicitava a autorização verbal dos pacientes para poder utilizar aquelas expressões com outros pacientes. Todos os pacientes, sem exceção, sempre autorizaram o uso de suas expressões e exemplos. O fato de serem expressões originais as tornavam psicologicamente didáticas, de um modo diferente dos conceitos e modelos teóricos e das sempre necessárias revisões da literatura especializada. Era nítido como os pacientes apreciavam aquele processo. Acho que era algo simples e traduzia o sentimento de importância e utilidade de poder ajudar outras pessoas por meio de uma particularidade íntima e pessoal. É genuinamente bom ajudar outras pessoas, e é um fenômeno bem conhecido de ajudar a nós mesmos.

A arte e a literatura, a música, o teatro e o cinema, com os seus inúmeros e múltiplos personagens e as suas infinitas histórias do comportamento humano, são uma fonte inesgotável de inspiração no trabalho médico psiquiátrico e psicoterápico no cotidiano. Entretanto, refletindo retrospectivamente sobre esse longo hábito profissional, foi possível identificar a presença de vários autores ou professores que foram uma influência direta para esta finalidade durante minha formação e atuação como profissional.

Entre eles é possível mencionar o famoso, e sempre atual, Sigmund Freud,[1] autor que costumava dar títulos para determinados casos, como os clássicos "O homem dos lobos", "O caso Dora" e o "O homem dos ratos"; o psicanalista e escritor David Malan,[2] um dos principais precursores das psicoterapias breves, que também atribuía nomes aos pacientes, como "O filho mimado", "A assistente social e seu pai" e "Os franciscanos da Idade Média"; o professor Cláudio Laks Eizirik,[3] que nos ensinava objetivamente a pesquisar alguma peculiaridade ou particularidade no funcionamento mental dos pacientes que os ajudasse no caminho da reflexão sobre si mes-

---

[1] Neurologista e psiquiatra. Foi o criador da psicanálise, um método de investigação da mente e de tratamento dos transtornos mentais.
[2] Psiquiatra, psicanalista e pesquisador britânico que contribuiu no desenvolvimento e expansão das psicoterapias breves.
[3] Professor de psiquiatria da UFRGS. Psicanalista da Sociedade Psicanalítica de Porto Alegre.

mos; a professora Maria Lucrécia S. Zavaschi,[4] que era capaz de coordenar uma assembleia geral de crianças e adolescentes mentalmente enfermos e hospitalizados com uma equipe de profissionais em saúde mental e, de modo geral, encontrava um meio de significar aquele verdadeiro caos para um propósito benigno por meio de determinadas originalidades, sobretudo das crianças; o neurologista e escritor Oliver Sacks,[5] com suas histórias intrigantes sobre o território, em grande parte inexplorado, do cérebro humano; e a pesquisadora Kay R. Jamison,[6] que narra a história da própria doença mental e o longo e trabalhoso tratamento pessoal no livro consagrado *Uma mente inquieta*.

O início da coleção de "títulos" ou "pérolas" foi algo despretensioso e, apesar da distância no tempo, creio que ela surgiu com o caso da senhora que usava "Caquinhos" de um medicamento e seguiu com o caso do general e sua "Melhora surpreendente", cujas histórias estão presentes neste livro. Na sequência, vieram uma série de outros casos: o do médico e a necessidade de "Apoio"; o de uma senhora que foi residir em um asilo de idosos no "Sem temperos"; o de um senhor com um quadro de ansiedade em "O quarto fechado com a janela estragada"; o da senhora que utilizou a expressão "Estou o fino"; o do senhor "Protagonista dos acontecimentos"; o do homem que na infância "Sonhava com meteoros"; o caso do "Superego criado a Toddy" e o da médica que "Desativou a raiva" – todos presentes no livro.

A maioria dos títulos dessa coleção, porém, não estão presentes neste livro, tais como o de uma mulher que, na primeira consulta, me disse que se achava *Feia, gorda e burra* e eu imediatamente pensei que algo estava muito errado na minha percepção ou na dela, pois eu a achara uma mulher muito bonita, nada burra e com um discreto ou mínimo sobrepeso; o de uma jovem que habitualmente sonhava em "preto e branco" e após um longo período de psicoterapia passou a sonhar "colorido"; o de um senhor muito doente que me dizia ter apenas "lampejos de bem-estar" ao se referir à sua vida atual depois da doença; o de uma mulher ambivalente em relação à sua sexualidade que se referia a si mesma como alguém com

---

[4] Professora de psiquiatria da infância e adolescência da UFRGS. Psicanalista da Sociedade Psicanalítica de Porto Alegre.
[5] Médico, neurologista e escritor britânico.
[6] Psicóloga, professora de psiquiatria, pesquisadora e escritora norte-americana.

"ausência de contornos"; o de um médico que trabalhava na emergência de um grande hospital e se dizia com um "fio desencapado" ao referir-se ao seu desconforto interno; o de uma mulher, brilhante profissional, que se sobrecarregava ao realizar atividades em demasia e em alta velocidade no "jacaré veloz"; o de um homem que se intitulava "o porta-voz da sensatez" no modo como operacionalizava as complexas decisões de sua vida; o de uma mulher com pensamentos obsessivos, que dizia que o problema era no "gerenciador de arquivos"; o de uma jovem que se questionava incessantemente e se definiu como portadora da "lupa do porquê"; o caso do "tormento procrastinatório" para ilustrar o drama do atraso nos relatórios; o do sobrinho que enviava notícias de sua tia com o cabeçalho "dados alarmantes"; o da mulher que, mesmo após muitos anos de terapia, seguia com as "pirações ciumênticas"; ou o da médica intensivista que me enviava mensagens de S.O.S. nos momentos de possíveis naufrágios emocionais em busca de um colete psicológico flutuante ou de uma simples boia para aqueles momentos de turbulência.

A lista de títulos cresceu com o tempo e se tornou uma prática habitual do meu modo de ser e atuar como psiquiatra. Simultaneamente, algumas descrições, em textos curtos, como se fossem fragmentos dos casos ou um recorte expressivo e simbólico de determinados momentos da vida – uma supersíntese – também se tornariam rotina com o passar do tempo e dos anos. E algumas dessas descrições estão presentes neste livro, como "Espiralando", "TOC informação", "Suicídio", "Spinning", "Paralisia", "Diagnóstico" e "Liderança". No entanto, esse detalhe profissional permanecia restrito apenas ao discreto espaço do relacionamento médico-paciente ou terapeuta-paciente.

A primeira vez que revelei esse tipo de trabalho, de dar nomes aos casos a partir do olhar dos pacientes sobre eles mesmos, foi no ano de 2001, em um Simpósio de Psicoterapia de Orientação Analítica do Centro de Estudos Luís Guedes (CELG) da Universidade Federal do Rio Grande do Sul. O tema da apresentação ficou-me gravado na memória: "Metas em psicoterapia". A essa altura eu já atuava na área psiquiátrica há 21 anos – seria a comemoração de uma espécie de maioridade na profissão? Não sei a resposta correta, mas o fato era que me sentia com ânimo e coragem suficientes, apesar da preocupação natural e normal nessas circunstâncias, para expor uma intimidade profissional não científica. Um modo de trabalhar que talvez até muitas pessoas utilizassem, mas que não era o usual em apresentações daquela natureza.

A segunda vez em que apresentei parcialmente alguns casos e seus respectivos nomes foi em 2008, durante uma atividade para psiquiatras iniciantes na Associação de Psiquiatria do Rio Grande do Sul (APRS). É uma atividade tradicional da APRS com os psiquiatras no início da carreira profissional. São convidados dois ou três psiquiatras mais experientes – e eu já ingressara nesse grupo – para uma conversa informal e a exposição do modo como cada um de nós enfrenta e encara os desafios da especialidade. Tanto na primeira apresentação como na segunda, observei, reservadamente, uma certa simpatia das pessoas com aquela característica dos casos e seus respectivos títulos.

A terceira vez que apresentei a lista de títulos dos casos – eu já a considerava uma verdadeira coleção –, foi durante um congresso de psiquiatria, em 2010. Um congresso pressupõe uma atividade aberta e envolve a presença de um público grande, e também mais heterogêneo, portanto, oferece maiores riscos na exposição de conteúdos dessa natureza. Naquele momento eu percebi que o número acumulado de títulos havia crescido de modo substancial, e, ao selecioná-los para a apresentação, me dei conta de que aquele costume já me acompanhava havia 30 anos.

Creio que nessa oportunidade aconteceu um autoquestionamento, uma reflexão ante tantos casos e histórias: me ocorreu que essa prática me proporcionava um grau de leveza interior no sentido de neutralizar o estresse presente nesse tipo de trabalho. Haveria outro sentido nesse hábito? Seria apenas uma forma de registro? Ajudava mesmo as pessoas? Ou era somente uma característica pessoal com algum senso de humor?

A quarta vez que mostrei a coleção de títulos foi em 2016, para um amigo especial, o Dr. Ricardo Halpern, que é médico pediatra do desenvolvimento e professor de pediatria da Universidade Federal de Ciências da Saúde de Porto Alegre (UFCSPA). Selecionei aproximadamente 40 títulos de casos de pacientes, e foi nessa ocasião que vislumbrei, talvez pela primeira vez, que aquela coleção de uma clínica psiquiátrica privada, um dia, poderia se tornar um livro. Ao questionar a sua opinião sobre essa possibilidade, ele me respondeu, com o seu jeito assertivo e positivo: "O livro está pronto! Eu até já escolhi o título! Pode começar a escrever imediatamente". E emendou, em tom jocoso, porém sincero: "Eu vou te cobrar todas as semanas. Pelo menos um capítulo por semana". "Mas eu não sou escritor", respondi, também brincando, de bate-pronto.

Nos três anos seguintes, esse amigo, singelamente, me cobrou todas as semanas ou, no mínimo, quinzenalmente, de modo insistente, a realização de algum capítulo do livro, e eu dava a mesma resposta de sempre: "Não sou escritor! Não tenho jeito para isso".

Será que a insistência do meu amigo foi uma espécie de terapia comportamental? Ou era apenas um assunto ameno nos nossos almoços semanais, ao lado do mesmo prédio de consultórios que compartilhávamos? O contato com os amigos é uma forma simples e eficiente de terapia. E antiga! O estímulo constante de meu amigo se revelou um impulso para me colocar em movimento – ele reconheceu e visualizou o conjunto das histórias reunidas como uma possibilidade real.

A ideia da realização de um livro com os títulos dos casos clínicos encontrou muitos obstáculos, que variavam desde o receio verdadeiro da exposição pessoal e das histórias dos pacientes até a tarefa, para mim difícil, de transformar aqueles títulos em histórias passíveis de despertar o interesse dos leitores e que, pela sua característica, ainda pudessem auxiliar outras pessoas com problemas semelhantes.

Quando pensava mais detidamente sobre isso, logo desistia da ideia de escrever as histórias necessárias para chegar a um livro. Eu tinha tantas outras coisas interessantes para passar o tempo, como a família, o esporte e a literatura – e, nos últimos anos, a tentativa de compreensão da política brasileira e mundial com essa modernidade advinda das redes sociais, de desinformação, *fake news* e negacionismo extremo da realidade, com seu impacto no afastamento de amigos e familiares ancorado em posições políticas polarizadas e fanatismos ideológicos que, em última análise e na verdade, beiram a loucura. A diversidade de ideias é plenamente possível sem fanatismos. Escrever um livro não me parecia ser algo destinado para mim, e assim eu me convencia.

Entretanto, o hábito de escrever os títulos ou dar nomes aos casos dos pacientes prosseguiu, e até mesmo se intensificou. Foi como se a minha atenção se tornasse mais seletiva para esse processo. E essa prática cresceu nos últimos anos. Algo desconhecido para mim me conectou mais estreitamente com essas histórias e, finalmente, no início do ano de 2019, comecei a escrever, nas horas vagas e apenas em alguns horários, aos domingos.

Escrevia no "rabo das horas", como diria o ilustre psiquiatra, psicanalista e escritor Cyro Martins,[7] que, em uma aula para jovens psiquiatras,

---

[7] Psiquiatra, psicanalista e escritor brasileiro conhecido pelos livros: *Sem rumo*, *Porteira fechada* e *Estrada nova*, que compõem a Trilogia do Gaúcho a Pé.

quando questionado sobre o que era importante no exercício da profissão, respondeu concisamente: "educação e respeito". Explicou a sua síntese dizendo que os pacientes nos procuram com sofrimentos interiores muito grandes e importantes para eles. O mínimo que podemos fazer é reconhecer o sofrimento, ser educados com eles e, acima de tudo, respeitar seu sofrimento. Eu era um dos jovens psiquiatras assistindo àquela aula. Esse foi – e continua sendo – um dos ensinamentos mais valiosos para mim no contato direto com os pacientes, que me procuram com os mais variados e surpreendentes tipos de sofrimentos emocionais e psiquiátricos.

Achei que aqueles escritos iniciais iriam se perder no tempo e na poeira das antigas gavetas, os atuais arquivos do computador. Para minha surpresa, a vontade de escrever e compartilhar as histórias dos pacientes que originaram aqueles títulos foi maior do que eu imaginava. Será que elas adquiriram força própria? Assim, continuei escrevendo durante as férias de verão e o restante de um ano tão complexo como o de 2020, quando a humanidade foi atingida pelo vírus Sars-CoV-2, responsável pela pandemia de covid-19, que provocou uma crise sanitária e econômica sem precedentes na história recente.

Atingidos por um misto de incredulidade e incertezas, experimentamos uma série de emoções, que incluem medo, ansiedade, insegurança e tristeza. E as pessoas reagem ao estresse de maneiras muito distintas umas das outras. Possivelmente, continuei escrevendo como uma maneira pessoal de suportar e enfrentar o estresse gerado pela realidade da pandemia, na qual ficamos expostos o tempo todo a um universo emocional que varia desde o alarmismo extremo até o negacionismo doentio.

A pandemia de covid-19 – com a imposição do distanciamento social – acelerou mudanças que estavam em curso na sociedade, como a ampliação da utilização de aplicativos e plataformas de comunicação virtual – WhatsApp, Zoom, Google Meet, Microsoft Teams e outros – para reuniões e encontros profissionais. As consultas médicas e as sessões de psicoterapia se tornaram *on-line* de um momento para o outro, exigindo uma adaptação imediata a uma nova realidade; mesmo que alguns atendimentos já ocorressem nessa modalidade há muito tempo, foi uma mudança extraordinária.

As ferramentas de comunicação *on-line* permitiram compartilhar e divulgar informações sobre a covid-19 de modo transparente e, assim, estimular o desenvolvimento de estratégias pessoais de adaptação e enfrentamento a uma nova realidade tão inusitada. Adaptação é uma palavra-chave e, ao mesmo tempo, um resumo sobre uma das tarefas essenciais nas psicoterapias.

Uma expressão que surgiu espontaneamente de uma paciente, nesses tempos de psicoterapia *on-line*, foi "Terapia na janelinha", para se referir à tela do celular. Na mesma direção, a novidade de uma plataforma *on-line* para prescrição de medicamentos, desenvolvida pioneiramente, em 2020, pelo Conselho Regional de Medicina do Rio Grande do Sul (CREMERS), é um exemplo de adaptação tecnológica aos novos tempos de inestimável auxílio à comunidade médica e a todas as pessoas que necessitam de prescrições médicas.

Será que a prática de registrar e colecionar os olhares dos pacientes sobre eles mesmos e sobre o processo de tratamento seria uma forma simples e direta de agradecimento? Sim, acho que significa tanto um reconhecimento como um agradecimento à concessão que os pacientes realizam ao nos permitir a oportunidade de tentar ajudá-los a lidar melhor com os transtornos, com as doenças, com o estresse cotidiano e com os sempre presentes conflitos pessoais. A reflexão emocional presente nos tratamentos psiquiátricos e psicoterápicos é uma tentativa implícita de estabelecer melhores capacidades em direção à autocompreensão e à qualidade nas relações interpessoais em todos os níveis.

É necessário, ao final desta introdução, o esclarecimento derradeiro de que os casos descritos neste livro são baseados em personagens reais e verdadeiros, mas as histórias sofreram o tratamento da ficção, no intuito de preservar a identidade das pessoas envolvidas, apesar da autorização expressa de todos os protagonistas, salvo as pessoas já falecidas, cujos filhos, sobrinhos ou netos manifestaram essa anuência. O importante nesses relatos é a contribuição da percepção dos protagonistas.

O texto de abertura deste livro, intitulado "A livraria", foge a essa regra e carrega um conteúdo autobiográfico, relacionado ao início da minha vida profissional e à importância de um ambiente destinado à leitura e ao conhecimento. Esse texto também expressa a minha gratidão a um personagem discreto, pois, como muitos teóricos no campo das psicoterapias sugerem, a discrição é uma virtude ou qualidade essencial à conduta dos terapeutas.

1
A LIVRARIA

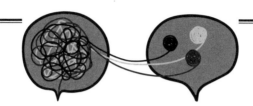

A Livraria Artes Médicas, especializada em literatura biocientífica, como anunciava o letreiro sobre a fachada, situava-se nos altos da Rua General Vitorino, quase esquina com a Rua Professor Annes Dias, no Centro Histórico da cidade de Porto Alegre. Originava-se da reforma de duas garagens antigas, pequenas e estreitas – do tempo em que os automóveis tinham dimensões menores –, transformadas em uma loja no início dos anos 1970. O espaço da livraria era simples, pequeno e discreto. Havia um sofá confortável que estimulava a permanência do leitor.

Comecei a frequentá-la em meados de 1977, ainda durante o 4º ano da faculdade de medicina, ao final de algumas aulas e estágios, em busca de livros sobre emergências médicas, pois haveria, em breve, a segunda etapa de um concurso para trabalhar como estagiário (interno) no Hospital de Pronto Socorro. A proximidade com a Santa Casa de Misericórdia de Porto Alegre, um hospital universitário tradicional e importante, sem dúvida, era um diferencial estratégico na localização de uma livraria especializada em livros de medicina.

Já no início do 5º ano da faculdade, cursando a disciplina de psiquiatria, observei, inicialmente com apreensão e um temor difuso, que estava me tornando progressivamente mais interessado nos aspectos emocionais dos pacientes, nas suas histórias de vida, do que nas suas doenças clínicas. Esse interesse seria uma compensação por não ter seguido a faculdade de história, um desejo antigo que ficou no território desconfortável das frustrações próprias das não realizações? Ou seria um certo grau de medo ou fobia de atuar no enfrentamento das doenças? Medo de enfrentar a morte ou mesmo uma vocação para enfrentar a subjetividade e o mundo misterioso da sanidade e/ou insanidade humana? É uma resposta difícil, ainda mais retrospectivamente. Mas aquela livraria, com aquele ambiente calmo e discreto, exerceu uma influência importante nessa decisão.

Nesse contexto, a Livraria Artes Médicas foi se tornando um lugar mágico e atraente, pois àquela época – 1977, 1978 e 1979 – já havia expressiva literatura especializada em psicologia, psiquiatria e saúde mental. E um dos meus sonhos de consumo secretos eram as *Obras completas de Sigmund Freud*!

O fundador da psicanálise havia escrito uma obra extraordinária sobre os mistérios da mente humana. Escrevera sobre assuntos interessantes, como literatura, mitos, sonhos, atos falhos, assuntos do cotidiano, sexualidade e inconsciente. Tantos temas atraentes! E tão humanistas! Era uma literatura fascinante e sedutora para um estudante interessado em seguir a psiquiatria como especialidade. Mas isso ainda era apenas um sonho distante. Antes era necessário concluir a faculdade, ultrapassar os estágios do 6º ano e, finalmente, se tudo desse certo, realizar a especialização em psiquiatria.

Em geral, os últimos anos da faculdade são os mais complexos, justamente pela necessidade de definição ou escolha da especialidade, o que irá determinar o futuro profissional e, de certo modo, também o futuro pessoal. O nível de ansiedade entre os alunos aumentava e, não raro, se observavam alguns colegas adiando esse processo de decisão ou, até mesmo, entrando em crise emocional. Alguns casos de suicídio também ocorriam entre os estudantes no final do curso. Para pessoas com história familiar de suicídio e/ou mais vulneráveis a um tipo particular de depressão suicida, o estresse de encarar decisões difíceis ou assumir riscos e responsabilidades, ao final de um curso ou de uma etapa da vida, se torna mais um fator coadjuvante complicado nessa delicada equação depressiva.

Ao final do 6º e último ano da faculdade, escolhi a psiquiatria como especialidade, e até hoje me questiono, com relativa frequência, sobre a origem verdadeira da natureza dessa decisão. Após um ano de especialização, éramos autorizados oficialmente pelos professores a iniciar a atividade em consultório privado e, dessa forma, ingressávamos na vida profissional de modo independente.

Em conjunto com duas colegas, no final de 1980, iniciei a vida de consultório como psiquiatra e psicoterapeuta, em uma sala localizada, justamente, nas proximidades da Livraria Artes Médicas. Foi exatamente o ano de lançamento do famoso *Manual diagnóstico e estatístico de transtornos mentais* (*Diagnostic and statistical manual of mental disorders* – DSM-III), a nova e polêmica classificação das doenças mentais da Associação Americana de Psiquiatria. As controvérsias ocasionadas pelo DSM-III e suas recentes configurações de compreensão das doenças mentais foram notáveis e trouxeram um pouco mais à superfície a fragmentação existente entre as orientações biológicas, psicológicas, sociais, psicanalíticas e comportamentais no campo da saúde mental.

Existia no universo acadêmico uma competição declarada, e por vezes excessivamente acirrada, entre essas orientações sobre a compreensão da psicopatologia e, por consequência, dos métodos de tratamento. Por um lado, eram tempos muito ideológicos – e surpreendentemente continuam sendo – no campo da saúde mental e, por outro, tempos menos científicos sob o ponto de vista técnico, algo absolutamente esperado e compreensível quando estamos envolvidos com o comportamento humano e sua pluralidade de emoções, pensamentos e comportamentos disfuncionais. No entanto, na realidade fria dos fatos, havia novidades mais que positivas na nova classificação das doenças mentais – a homossexualidade, só para mencionar um exemplo, deixava tardiamente a categoria de doença mental. Sem dúvida, foi um grande avanço!

Naqueles tempos distantes, do início profissional, em que sobravam otimismo, disposição e entusiasmo, mas os pacientes eram raros, tínhamos muito tempo livre em nossos turnos do consultório. Nesses momentos, uma ida à Livraria Artes Médicas, para mim, se tornaria o melhor dos programas. O tempo e os pensamentos voavam, com liberdade e leveza, absorvidos entre assuntos tão estimulantes. Sentado confortavelmente no sofá, cujas costas foram adaptadas como vitrine da loja, ficava folheando os livros por mais de uma hora. Era como estar estudando em uma biblioteca! Havia livros clássicos, os autores recomendados, e ainda observava os lançamentos recentes, o catálogo dos novos títulos a serem traduzidos e, em geral, ia embora sem comprar nada. O possível ou o razoável, na ocasião, era comprar somente um livro por mês, no máximo dois.

Durante as visitas à livraria, geralmente quem me atendia era a gerente da loja, e, às vezes, o próprio dono – Seu Henrique –, um homem educado, discreto, de poucas palavras – na verdade pouquíssimas palavras. Eu me esforçava em ser agradável e educado, tentava estabelecer alguma conversa com ele, mas logo ficou evidente que jogar conversa fora não era uma de suas características principais. Definitivamente, era um homem fechado e silencioso. No entanto, eu percebia uma certa simpatia dele comigo, uma tolerância com aquele jovem que frequentava a livraria com assiduidade, que adquiria poucos livros, é verdade, mas era um cliente que comprava com previsível regularidade.

Com o passar do tempo ele percebeu que o meu ritmo de compras aumentara sensivelmente. Já comprava pelo menos dois ou três livros por mês! Continuava "estudando" na livraria nos horários livres e, ao cabo de mais alguns meses, finalmente eu conseguiria adquirir as *Obras completas de Sigmund Freud*. Seu Henrique dividiu a coleção em diversos pagamentos mensais, a um preço mais que camarada para um médico principiante. Aquele homem reservado, quase enigmático, se revelara generoso comigo. Agradeci o "financiamento" e observei reservadamente esse detalhe da sua personalidade no longínquo ano de 1981.

Essa rotina de visitas à livraria durou até o final dos anos 1980, ou início dos anos 1990, quando uma mudança de endereço profissional se tornou imperativa. Novos tempos se aproximavam com velocidade e exigiam mudanças geográficas e espaciais. Entretanto, permaneci um cliente fiel, menos assíduo, e, apesar da distância, seguia me atualizando profissionalmente por meio da Livraria Artes Médicas. Eram tempos sem internet, sem Google, sem ensino a distância e *on-line*.

Também acompanhava as novidades lançadas nos estandes de congressos e jornadas de psiquiatria, onde a Livraria Artes Médicas era presença obrigatória. A mudança de endereço para a Av. Jerônimo de Ornelas, em 1995, transformou a pequena loja da General Vitorino em uma livraria ampla, com pé direito elevado, moderna, muito diferente da sua primeira versão, sinal inequívoco de sucesso e crescimento do empreendimento literário da livraria e editora, agora denominada Artmed.

A pequena loja da antiga livraria ficaria registrada na minha memória afetiva e nas lembranças, sempre insistentes, relacionadas ao início da vida profissional. Era uma época na qual a juventude acrescentava doses extras de alegria, leveza e confiança e, dessa maneira, equilibrava ou até mesmo neutralizava, ao menos um pouco, o desconforto interno da angústia inevitável da inexperiência.

O tempo foi passando e eu havia perdido completamente o contato direto com Seu Henrique. Raramente o encontrava em alguma circunstância ou evento social, mas a vida, com suas imprevisíveis e, por vezes, agradáveis coincidências, me aproximou novamente daquele "Sr. Silencioso", pois em meados dos anos 2000 ele passou a ser meu vizinho de prédio.

Nós nos cruzávamos muito pouco, e eu sempre tinha uma sensação boa ao encontrá-lo. Ele continuava com seu estilo discreto e educado, e, como ele, eu acenava com a cabeça um cumprimento que expressava respeito e consideração. Nesses momentos, era inevitável a lembrança das visitas à pequena livraria da Rua General Vitorino. Será que um dia eu teria a oportunidade de agradecer-lhe por aqueles tempos? Como eu iria expressar esse agradecimento? Fazia algum sentido agradecer por algo ocorrido há tantos anos? Mas a gratidão é uma sensação genuinamente agradável.

A oportunidade real surgiu, muito tempo depois, no ano de 2017, ao final de uma caminhada pelo bairro, em um sábado ensolarado do início do verão porto-alegrense, dia com temperatura ainda amena, sem vento, agradável para se estar ao ar livre. Encontrei Seu Henrique sentado em um banco da praça, apanhando sol, acompanhado de sua esposa. Eu tinha conhecimento de dois fatos a seu respeito: o primeiro fora a doação de toda a reforma da biblioteca em uma escola de Porto Alegre e o segundo, este sim muito preocupante, ele estava passando por problemas significativos de saúde.

Pensei comigo: hoje eu vou falar com ele sobre aqueles tempos e o parcelamento das *Obras completas de Sigmund Freud*. Tomei a iniciativa, sentei-me ao seu lado no banco e lhe disse:

– Oi, Seu Henrique! Como vai o senhor?
– Oi, Fernando. Vou indo. Na verdade, estou me recuperando de um problema cardíaco. Tive um infarto há alguns anos e, no início deste ano, apareceu outro infarto – foi

necessária a colocação de três *stents*,[1] mas estou resistindo! Então fez um silêncio e disse:
– Que interessante, nos conhecemos há tantos anos e acho que nunca conversamos! Fez uma pausa, respirou e continuou... Acompanho de longe o teu trabalho. Tenho conhecimento da tua trajetória profissional. E que coincidência: somos vizinhos!

Para minha surpresa, Seu Henrique estava mais falante que o seu padrão habitual. Seria algum medicamento que estaria deixando-o mais falante? O problema cardíaco? O medo da gravidade da doença? O medo da morte? Ou fora somente esse encontro fortuito em um belo dia?

– Seu Henrique, eu tenho algo a lhe dizer: o senhor me ajudou muito quando eu era jovem. No início da profissão. Eu passava muito tempo na livraria da Rua General Vitorino e só olhava os livros. Quase não comprava nada. Acho que provavelmente o senhor nem lembra. Faz muito tempo! E passado algum tempo, o senhor generosamente me facilitou a aquisição das *Obras completas de Sigmund Freud*. Eu vou aproveitar nosso encontro para lhe agradecer, mesmo que tantos anos depois...

Havia conseguido expressar minha gratidão!

– Imagina, Fernando! Tempos bons aqueles da General Vitorino! Era uma loja pequena e foi uma base sólida para nossa expansão. Época boa demais aquela! Muito trabalho, mas tudo era mais fácil que atualmente. Agora tudo ficou complicado. E tu viu como cresceu a livraria? Tornou-se uma editora! Agora nos tornamos o Grupo A. Trabalhar com livros é muito gratificante, é se preocupar com o conhecimento. E trabalhar com conhecimento só traz alegrias, só coisas boas! Nesse sentido eu me sinto um homem

---

[1] Um *stent* é um pequeno tubo expansível tipo malha, feito de metal, como aço inoxidável ou liga de cobalto. Os *stents* são utilizados para restaurar o fluxo sanguíneo nas artérias coronárias.

realizado. Agora os filhos cuidam de tudo. Não preciso me preocupar com nada. Eu apareço na editora raramente, só de vez em quando...
– É verdade, Seu Henrique – reconheci de imediato. Conhecimento é a base de tudo, é um antídoto poderoso ao mundo dos preconceitos.

O diálogo, com sua capacidade intrínseca de processar informações em alta velocidade, é pura energia em direção ao *insight* – uma das maiores contribuições de Freud e da psicanálise – e, então, conversando com o Seu Henrique, em uma praça de bairro, percebi com clareza e após tantos anos como a livraria havia sido responsável pelo modelo mental que eu perseguia durante o desenvolvimento profissional como psiquiatra e psicoterapeuta. O trabalho clínico junto aos pacientes exigia atitudes de integração em vez de crenças nas principais dicotomias teóricas vigentes: a maior influência dos genes ou do ambiente como fatores causais; problemas da mente *versus* problemas do corpo e, no âmbito dos tratamentos, a maior relevância compreensiva das psicoterapias *versus* o protagonismo mais imediato dos medicamentos.

A realidade prática do cotidiano clínico pressupõe um esforço permanente para contornar a tentação do mundo estreito do preconceito e dos fanatismos, mais atuais que nunca na sociedade contemporânea, em pleno século XXI, e, historicamente, sempre tão presentes e nefastos nas relações humanas. Por ser uma especialidade entrelaçada com o comportamento humano, a psiquiatria é mais propensa que outras especialidades médicas às controvérsias e às ambiguidades. E uma das principais dificuldades reside, exatamente, no convívio interno em nossas próprias mentes com essas ambiguidades. A Livraria Artes Médicas, posteriormente chamada Artmed, assim como os tratamentos pessoais, me auxiliou decisivamente e em diferentes dimensões nesse difícil processo interior de convívio com as diferenças.

Nesse encontro, que durou menos de uma hora, em uma pequena praça de bairro, eu e Seu Henrique conversamos mais do que durante toda a vida. Ele me contou sobre a gravidade do problema cardíaco, dos seus temores sobre deixar a vida, das limitações e também das recentes hospitalizações para enfrentar as consequências da insuficiência cardíaca. Havia realizado um procedimento 30 dias antes, com bons resultados. Estava satisfeito com a perspectiva de melhorar a qualidade de vida e feliz em aproveitar mais um momento de lazer. Definitivamente, ele apreciava a vida, saboreava a existência. É uma característica das pessoas generosas. Quando nos levantamos e nos despedimos, ficaram nítidos o passinho curto e a respiração ofegante. Mas a determinação e a confiança de que iria melhorar não o haviam abandonado. Para ele, ainda havia esperança. Seu Henrique faleceu dois meses após o nosso encontro.

Eu continuo lembrando dele e daqueles tempos em que a Livraria Artes Médicas me proporcionava tantas horas de estudo gratuito, em um sofá confortável, em um ambiente simples e calmo, sem nenhuma pressão para nada além dos livros e de um pouco de conhecimento. Naquele tempo, início dos anos 1980, as psicoterapias ainda eram indicadas como tratamento de primeira escolha para uma ampla gama de transtornos mentais, e os psicofármacos eram considerados tratamentos de segunda linha, reservados para casos mais graves. Atualmente, a tendência que se observa nos ambientes psiquiátricos clínicos, tanto no cenário nacional como no internacional, é uma crença maior no poder dos psicofármacos como terapêutica de primeira escolha, mesmo nos casos mais leves de ansiedade e depressão, e em um papel menos relevante das psicoterapias. É quase um paradoxo.

A livraria de então e o atual Grupo A cruzariam a minha vida de modo curioso, novamente, há dois anos, quando um sobrinho concluiu o curso de psicologia e se matriculou de imediato em um centro de formação psicanalítica. Imaginei que seria um presente de formatura interessante para ele as *Obras completas de Sigmund Freud*. E, claro, lembrei do Seu Henrique e do modo como ele me facilitou aquela aquisição quando eu era o jovem recém-formado. Porém, quando fui comprá-la, pela internet, recebi a informação que a edição que eu desejava estava completamente esgotada e sem previsão de retorno – o doutor Freud seguia fazendo sucesso enorme.

Então, lembrei de entrar em contato com a livraria do Grupo A, que, afinal, era a minha referência nesses assuntos. Quem me atendeu ao telefone foi uma funcionária atenciosa, que me explicou: sim, aquela edição se encontrava esgotada, mas ela mesma poderia realizar esse pedido para mim e resolver, em breve, o meu problema. E assim aconteceu: em duas semanas, lá estava a coleção *Obras completas de Sigmund Freud* junto a mais um futuro terapeuta.

Apesar da passagem do tempo, eu continuo frequentando a livraria, agora *on-line*, em busca de novidades relacionadas à saúde mental. A grande vantagem sempre foi que, nas estantes da livraria, as teorias e correntes psicológicas, biológicas, psicanalíticas, sociais e comportamentais mais diversas e, por vezes, bastante conflitantes conviviam e convivem pacificamente, em absoluta harmonia. É quase uma utopia.

2

ESPIRALANDO

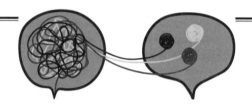

Às vezes eu espiralo para cima,
outras vezes eu espiralo para baixo.
E, às vezes, eu espiralo tão para baixo,
que me vou chão adentro.

3

TU ME BLOQUEASTE
NO WHATSAPP

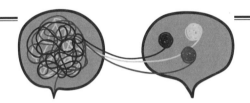

Laura estava começando a utilizar o telefone celular após muita insistência dos amigos, assim como do seu psiquiatra. Ela era resistente às novas tecnologias – que já nem eram mais tão novas assim. Estava na fase de se comunicar pelo WhatsApp. Um dia entra no consultório furiosa:

– Tu me bloqueaste no WhatsApp!
– Como assim, Laura?
– Tu me bloqueaste no WhatsApp! – insistiu, furiosa comigo.

Laura era minha paciente há muitos anos. Usava um medicamento para ansiedade e irritabilidade que também era eficiente, além de uma alimentação adequada para controlar os sintomas da doença de Crohn.[1]

---

[1] A doença de Crohn é uma enfermidade inflamatória que afeta o sistema digestivo, acometendo especialmente o íleo terminal (parte inferior do intestino delgado) e o colo, e tem como principal sintoma dor abdominal associada a diarreia, febre, perda de peso e enfraquecimento por causa da dificuldade em absorver os nutrientes.

Nos últimos 12 anos consultara-se raramente comigo, pois o marido era médico radiologista e sempre renovava a receita para ela. Como ele havia morrido há quase um ano, retornara à terapia com mais regularidade.

– Precisava conversar um pouco mais contigo. Me consegue um outro horário nesta semana?

Os tempos estavam complicados para Laura.

– Está difícil viver sem ele! – me disse antes de começar a chorar copiosamente.

Ele teve uma doença longa e uma morte lenta, a despedida foi traumática e arrastada. Ela sentia uma saudade imensa e, apesar do tempo, o luto não se resolvia. Eu sabia que Laura era braba, geniosa, e talvez até fosse uma pessoa exagerada. Talvez não, ela era uma pessoa exagerada. Mas também era uma pessoa muito amável e com senso de humor. Certamente era uma pessoa intensa. Argumentava com a velocidade de um raio e o raciocínio lógico das pessoas inteligentes e sagazes. No entanto, eu não estava entendendo aquela reação de raiva. Como o nosso vínculo era antigo, e esta fúria ocorrera no início da sessão, teríamos tempo suficiente para enfrentar a história do bloqueio no WhatsApp e, na medida do possível, seu respectivo significado emocional.

O problema das novas tecnologias é aprender exatamente como tudo funciona. Na hora lembrei de uma amiga que me dissera que ainda não sabia usar uma novidade de outra época: o *e-mail*. Estávamos em uma reunião de trabalho. Nos dirigimos ao computador, expliquei rapidamente como funcionava e, em pouco tempo, ficou claro para ela que a única tarefa adicional seria clicar com o *mouse* em "enviar". Não iria acontecer nada demais. Pronto, havia aprendido! Depois parece fácil. Coisa de criança.

Mas até para aprender algo novo somos invadidos por sentimentos confusos e desconcertantes – até contraditórios. Queremos aprender algo novo, mas desejamos evitar a insegurança do aprendizado. O medo nos assalta e, por vezes, ele é paralisante. No caso em questão, Laura havia colocado meu nome nos contatos do celular com o número errado, logo, eu não aparecia nos contatos do WhatsApp. Era simples, mas ela tinha absoluta certeza de que eu a havia excluído. Depois que lhe mostrei como a "coisa" funcionava e o meu nome, finalmente, apareceu nos contatos do WhatsApp, ela se tranquilizou. Pelo menos aparentemente.

O interessante era observar a existência do sentimento de exclusão que a morte do marido proporcionara no seu mundo interior, sensível à perda. Mesmo sabendo, muitos meses antes do desfecho, que era somente uma questão de tempo, sofria como nunca sofrera antes em sua vida. A morte dele chegara mansamente nas últimas semanas do inverno anterior. Iria completar um ano em breve. O momento era simbólico? Laura sofria, protestava, chorava e, teimosamente, não se conformava.

Porém, a verdade dolorosa, além da perda real, era a percepção cristalina da dificuldade que teria em retomar aspectos de sua vida que foram absorvidos pelo tipo particular de casamento estabelecido com o marido. Viveram felizes, um para o outro, em companhia do filho de 12 anos. Laura deixou de trabalhar para se dedicar à casa, ao marido e, depois, ao filho. Esteve casada durante 20 anos e tinha a dimensão exata do tamanho da felicidade que vivenciara nesse relacionamento. Foi exatamente essa consciência um dos fatores importantes na elaboração da perda do marido. Quando realmente reconheceu a felicidade dos anos de convívio com ele, começou a aceitar a despedida.

A raiva de se sentir excluída no WhatsApp só ficou plenamente esclarecida nas sessões seguintes de psicoterapia, quando me contou mais detalhadamente as perdas econômicas que teria em função do inventário e espólio do marido. E como ele poderia ter sido mais previdente com ela. No fundo de sua dor pela morte dele, também coexistia uma ponta solta de raiva com a questão da vulnerabilidade econômica. Mas, como ela era exagerada, a vulnerabilidade talvez não fosse tão significativa.

Com o passar do tempo, com a evolução da terapia e os contatos do WhatsApp bem conectados, Laura seguiu sua jornada. Agora, sem a companhia do marido, percebia que tinha um caminho pela frente. Mesmo com muitos protestos e reclamações, terminou com êxito um segundo curso universitário, valorizado por ela. No passado fora muito boa aluna, e tinha boas perspectivas de ser aprovada em algum concurso na sua nova área. Acabou aceitando a nova realidade e dedicava seu tempo aos cuidados do filho adolescente e à preparação para concursos. Para sua surpresa, foi aprovada em uma prova inicial e até aquele momento estava aguardando a segunda fase do concurso.

Atualmente me envia WhatsApp normalmente. Combina as receitas dos medicamentos e os horários das sessões de terapia sem maiores dificuldades. Nunca mais se sentiu excluída por mim.

4
DESATIVEI A RAIVA

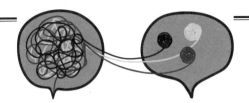

Eliane era a terceira de cinco filhos, a mais velha das duas filhas. O pai era representante comercial, trabalhava no interior do estado e passava a semana ausente de casa. A mãe, sempre muito ocupada com os filhos e as rotinas domésticas, delegava para ela grande parte das suas tarefas, principalmente o cuidado dos irmãos menores. Desde cedo Eliane revelou-se uma pessoa amável, de fácil relacionamento, com um jeito inato para administrar conflitos e situações difíceis. Ela era um talento para diplomacia.

Alguns meses antes de completar 11 anos, o pai adoeceu – "um problema no fígado", era tudo o que sabia da misteriosa doença que provocara um emagrecimento acentuado em pouco tempo. Durante as idas e vindas do pai ao hospital, observou suas atribuições domésticas se multiplicarem progressivamente, mas ainda não compreendia bem o que estava ocorrendo na realidade. Apesar da maturidade precoce, não suspeitava que o resultado seria a morte do pai em poucos meses. Foi um baque para todos.

Eliane sentiu um misto de tristeza e raiva após a morte do pai. Não foi nada fácil encarar vida a partir de então. A família passou por dificuldades financeiras, que ocasionaram mudanças nos hábitos de vida. O senso elevado de responsabilidade pelo bem-estar dos outros, mesmo em detrimento de si mesma, e a permanente inclinação para encontrar soluções para conflitos a impulsionavam no sentido de resolver os problemas familiares sempre em primeiro lugar. E naquela época havia problemas de toda ordem para serem sanados. Aprendeu a lidar cedo com perdas e com as burocracias da vida e da morte. Os irmãos mais velhos aprenderam a encontrar opções de estágios e trabalhos para ajudar no orçamento familiar. O misto de tristeza e raiva foi se esvanecendo com o tempo. Em contrapartida, a sensação de estar sobrecarregada se instalou de modo permanente. Havia grudado nela como um adesivo poderoso. Não desgrudava! Até porque, de fato, ela era solicitada para múltiplas atividades – tanto as tarefas obrigatórias da escola como algumas obrigações domésticas para que a mãe procurasse trabalho.

A infância logo se tornou uma imagem distante. O seu refúgio preferido eram algumas leituras antes de dormir. Com o passar do tempo, foi observando que pensava em ser médica quando crescesse. Não falava disso com ninguém, nem com a melhor amiga, uma colega da escola. Havia decidido secretamente que iria estudar medicina. Desejava compreender a doença do seu pai? Seria uma vocação inata cuidar dos outros? Ou o tema da morte provocara nela um desejo de enfrentamento com o desconhecido?

Quando se aproximou a época da preparação para o vestibular, percebeu que suas chances de ser aprovada eram quase nulas, e não havia possibilidades econômicas de se preparar adequadamente. A saída razoável seria adiar o sonho de menina. Mas por quanto tempo? Era melhor desistir, pensava antes de adormecer diariamente – suas reflexões principais sempre foram à noite. No entanto, o elemento surpresa cruzou o seu caminho, pois conseguiu uma bolsa de estudos em um cursinho pré-vestibular a partir da recomendação de uma antiga professora de português do ensino médio.

Ingressar na medicina não era uma tarefa fácil na época, como ainda não é na atualidade, apesar da excessiva abertura de escolas de medicina em nosso país nos últimos anos. Durante dois anos, Eliane também trabalhou como secretária no cursinho pré-vestibular. Após três tentativas sem sucesso, esteve a ponto de desistir do objetivo, mas algo a impedia de tomar o rumo da desistência. Eliane tinha a persistência daquelas pessoas que resistem às provações do destino e não se entregam tão facilmente, mesmo com as frustrações da vida. Havia uma luz própria a iluminar o seu caminho e uma energia inesgotável para perseguir seu objetivo. Quando já não esperava mais nada de si mesma e do seu desempenho intelectual, ingressou na Universidade Federal do Paraná (UFPR). A ausência de recursos financeiros tornava necessário ser aprovada em uma "federal". A vida sorriu um pouco para ela. Os seis anos de medicina voaram, assim como os três anos de residência em medicina interna. Em pouco tempo estava morando em uma cidade do interior do Rio Grande do Sul, trabalhando na Secretaria de Saúde do munícipio e desenvolvendo seu próprio consultório. Com a facilidade inata para relacionamentos pessoais, a prática de médica em clínica geral foi um sucesso quase instantâneo. Realmente, os pacientes estabeleciam um vínculo especial com ela. Sentiam o seu interesse genuíno em resolver os problemas de saúde deles. Ela despertava confiança nos pacientes e nos respectivos familiares.

Os problemas retornaram com mais intensidade quando os ventos da política atingiram a prefeitura da cidade na qual trabalhava e um de seus irmãos apresentou o diagnóstico de neoplasia intestinal. Com a chegada dos novos – e sempre velhos – tempos, Eliane perdeu o emprego para as indicações políticas. Ela não era concursada na ocasião, logo, as demissões eram sumárias. Em situações assim, é difícil não ser atingido pelo desapontamento e não sentir raiva.

O tumor do irmão era de um tipo agressivo, e, mesmo com a cirurgia sem complicações e a quimioterapia bem tolerada, o prognóstico não era favorável. Eliane deixou sua vida de lado para cuidar dele, que, na ausência do pai, se tornou a figura familiar que lhe passava mais segurança. E ele realmente desempenhou o papel do irmão mais velho que "olhava" pela irmã menor. Na hora do aperto, de maior aflição, esse irmão era acionado por Eliane. No seu íntimo sabia que iria perdê-lo para a doença, e logo caiu no abismo da tristeza da perda de alguém querido.

Os médicos não diziam claramente, mas davam a entender que a situação era muito difícil. A onda de raiva que a atingira foi insuportável naquele momento; não sabia mais o que fazer. Foi então que intensificou a psicoterapia que havia iniciado poucos meses antes, após ter realizado o translado dos restos mortais do seu pai de um cemitério para outro. Ela já visualizava o irmão ao lado pai.

A associação direta, e difícil de ser contrariada na época, era que, quando atingia estabilidade e bem-estar na vida, algo de ruim acontecia.

– Parece um castigo! Uma punição! Eu não sou religiosa, mas tenho certeza de que é um castigo. Que raiva! A vida não me dá folga. É como se eu fosse azarada. Que raiva que me dá! – disse em uma das sessões de terapia.

A tarefa permanente dos terapeutas, com orientação compreensiva baseada na psicodinâmica, é tentar fugir ou evitar os pensamentos mágicos. Naquela situação, após muitos anos de esforço continuado, quando finalmente Eliane atingia uma boa posição na vida, o destino lhe envia mais uma perda significativa e é quase impossível não relacionar um evento com outro e não ser atingida por ondas enormes de raiva. A raiva é espaçosa, ocupa muitos lugares na geografia da mente e, no caso dela, dominava o seu mundo interior de modo preocupante. É preciso achar formas de detê-la, caso contrário, a vida vai perdendo o sentido, e a irritação e o mau humor dominam o dia a dia. Era o caso de Eliane. O cotidiano tornou-se novamente um lugar pesado. Exatamente igual ao já distante, mas sempre perto, período da doença e morte do pai. E, assim como ele, o irmão morreu rapidamente.

O tempo se encarrega do trabalho de elaboração necessário para superarmos as perdas, e a vida prossegue com seu ritmo habitual. Muitos autores já filosofaram que o tempo é um dos melhores terapeutas. A vida transcorreu melhor que o esperado. Além de conquistar estabilidade profissional, Eliane casou-se com um colega e, em menos de dois anos, nasceu seu primeiro filho. O envolvimento com a criança e o habitual excesso de trabalho "me curaram", ela disse em uma de suas últimas sessões. Passou a consultar muito esporadicamente. Havia tido alta!

Quando o filho, Rogério, estava com 3 anos, mais uma vez o espectro das doenças familiares se tornou presente. Nessa ocasião, a tristeza e a raiva retornaram instantaneamente. Cíntia, sua irmã mais nova, recebeu o diagnóstico de neoplasia de ovário, mas com o agravante particular de estar associada a várias metástases. Ela teria uma sobrevida? Eliane já estava consciente, pois tudo indicava que a evolução seria muito triste. Quando essa irmã nasceu, Eliane tinha 5 anos. Era sua "boneca de verdade". Eram realmente próximas e muito amigas.

– Ela não vai resistir, Fernando. A perspectiva é passarmos por tudo novamente – cirurgia, quimioterapia e efeitos colaterais. Dias e noites no hospital. Estou derrubada, no chão. Ela, por sua vez, está esperançosa; me disse ontem, durante a visita, que os médicos afirmaram que suas chances de recuperação são muito boas com um novo tratamento. Sempre existe alguma esperança nos tratamentos novos. Lembrei, na hora, de um senhor que eu conheci, ainda na adolescência, que me ensinou que, quando precisamos mesmo de esperança, um fio de cabelo se torna uma corda.

O tratamento se prolongou por quase um ano. Nesse período, Eliane se desdobrou entre casa, marido, filho, trabalho em um posto de saúde e no consultório. Em praticamente todos os fins de semana viajava para visitar a irmã, às vezes sozinha, outras vezes com o marido e o filho. Conviver com a irmã doente, sem acreditar na sua recuperação, foi uma tortura emocional, um desgaste que consumia grande parte de suas energias e, mais uma vez, fazia retornar a antiga sensação mista de tristeza e raiva. Não sabia como escapar dessa sensação.

– Preciso que tu me ajudes a desligar esse sofrimento. Tem dias em que sinto uma dor física apertando o peito. Todo mundo escapa da hora difícil. Alguém precisa falar com os médicos, saber a verdade, tomar algumas decisões, tomar providências. Sempre tem as burocracias, os papéis do convênio, por exemplo. Quando olho para o lado, eu estou sozinha. Todo mundo escapa na minha volta. Aí eu sinto uma raiva insuportável. É uma onda gigante, um "tsunami" de raiva!

– Não é exagero teu? É normal ficares com raiva em uma situação assim como a que estás vivenciando, mas "tsunami" é forte. – disse eu, na tentativa de abrir uma janela de reflexão sobre a intensidade da sua raiva. Precisamos encontrar um jeito de aceitares a realidade, por mais difícil que ela seja de verdade.

– Não é exagero! A tristeza eu aguento – ela me respondeu, chorando muito. O que é difícil, quase insuportável, o que é ruim mesmo é a absoluta solidão na hora das decisões.

– Em geral as famílias elegem aquelas pessoas mais capacitadas para tomarem as decisões necessárias nos momentos difíceis. E, além desse aspecto, tu és a única médica da

família. É um pouco inevitável que seja dessa maneira. As pessoas sentem segurança contigo – argumentei mais uma vez, no sentido de tentar ajudá-la a neutralizar um pouco o que descrevia como "tsunami de raiva".
– Me deixa sentir raiva! – Foi sua resposta à minha intervenção, como um desabafo e também como uma advertência de que eu a estaria impedindo de sentir aquela raiva.

Em seguida, Eliane ficou um longo tempo em silêncio. Muito tempo, longos minutos. E ela raramente permanecia em silêncio. O momento foi de pura tensão. É difícil permanecermos em silêncio em um momento tenso como esse, mas muitas vezes é obrigatório tolerarmos determinados silêncios. É realmente oportuno, e sobretudo terapêutico. O silêncio proporciona ao paciente o processamento das emoções do momento e o espaço necessário para refletir sobre o que está sendo comunicado. É uma boa oportunidade de *insight*.

– Talvez tu estejas certo. Mas não é só nas doenças. É assim em todas as situações difíceis da vida. A mãe é a primeira a escapar. Quando a gente olha para os lados ela já não está por perto. Um irmão está morando na Irlanda, outro em Minas Gerais. O Jerônimo, outro dos irmãos, vive no mundo da lua, preocupado com as coisas dele. O marido da Cíntia solicita que eu vá à escola falar com a professora dos filhos deles. Quando o vô morreu em São Paulo, há dois anos, quem passou 15 dias lá para resolver tudo e desmanchar o apartamento dele? E ir ao cartório? E lidar com a burocracia? Quando a tia Maria Lúcia esteve em dificuldades econômicas, quem socorreu e fez um empréstimo para cobrir o negativo do banco? É sempre eu. Sempre foi assim. Acho que cheguei no meu limite!

Eliane descreveu essa série de situações com veemência, com uma tonalidade elevada na voz e muitos gestos, expressando sentimentos intensos e represados há longos períodos de tempo. O clima emocional naqueles instantes foi realmente pesado. Depois do seu desabafo, seguiu chorando por mais um longo tempo. O choro, assim como o silêncio, também é terapêutico.

Quando chegamos ao final da sessão, encerrei dizendo-lhe que deveríamos explorar mais esses sentimentos de raiva. Havia um risco verdadeiro, caso não explorássemos adequadamente o "tsunami", de ela ser afogada e esmagada embaixo de uma onda gigante de raiva.

A doença de sua irmã correspondeu ao período de maior presença na psicoterapia. Havia, sem dúvida, uma sombra permanente de que ela igualmente fosse acometida pela mesma doença do pai e dos dois irmãos. Entretanto sua preocupação maior era o que fazer com a onda gigante de raiva que a invadia. A maior frequência na terapia, nessa ocasião, possibilitou tanto a expressão como a reflexão mais profunda sobre a origem das ondas de raiva.

É inegável que as perdas, sobretudo as mais precoces, são fundamentais nesse processo, mas, no caso de Eliane, a raiva provocada pela solidão em momentos cruciais da vida parecia desempenhar um papel maior naquele movimento, com força suficiente para ser comparada a um tsunami. O que também tornava tudo mais esmagador era a urgência de cuidar dos outros. Agora ela tinha que cuidar da sua própria família, e esse era o lado bom da vida. O conflito se tornou demasiadamente pesado para Eliane; só restava uma raiva gigante como um tsunami.

Após várias sessões de investigação e observações sobre a dinâmica pessoal e familiar relacionada às perdas, foi crescendo a constatação de que algumas circunstâncias na sua vida não se encontravam absolutamente no radar do seu controle. Apesar de sua notável capacidade para resolver conflitos e sua grande dedicação, as soluções de muitos problemas igualmente não dependiam somente dela. E lutar contra a natureza é batalha muito difícil; é uma batalha perdida.

Eliane compareceu um dia em uma sessão de terapia e me avisou logo na entrada:

– Desativei a raiva!

Foi um comunicado solene, em tom oficial, como uma comunicação importante deve ser transmitida. Depois sorriu e me disse que alguma coisa havia se modificado no seu mundo interno. Simplesmente acordara determinado dia e não sentia mais aquela onda gigante de rancor interior. Não sentia mais aquela raiva. Houvera uma mudança real.

– Acho que "caiu uma ficha" – me disse, em tom alegre, com expressão aliviada.

O sofrimento psíquico tem diversas faces e formas de apresentação. Cada pessoa tem uma história peculiar, com múltiplas variáveis, um destino diferente e, em geral, totalmente original. Observando a história de Eliane – com a vantagem da passagem do tempo como auxiliar nesse processo – e revendo como ela chegou a uma solução neutralizadora para os sentimentos de raiva e solidão naqueles momentos de apuros da vida pessoal, sobrecarregada de doenças e perdas afetivas, acredito que sua característica singular de insistência, associada à diplomacia inata, colaborou de modo decisivo para um desfecho favorável.

Com a ajuda do marido e do filho, com a ajuda da psicoterapia, do tempo e, principalmente, dos seus próprios *insights*, ela não foi esmagada pelo "tsunami" de raiva. Não sucumbiu nas águas escuras e turvas do rancor, do ressentimento e da amargura. Ela conseguiu, por fim, após um longo processo doloroso, ser diplomata consigo mesma.

A frase de Eliane – "desativei a raiva" – foi dita há muito tempo, em uma época anterior aos dispositivos tecnológicos atuais. No entanto, se a relacionarmos com o mundo digital, e se a nossa mente se comportasse tal qual um desses modernos dispositivos, como, por exemplo, um telefone celular, a comparação que me ocorre é que ela se conectou com o setor de "ajustes" ou "configurações" da sua mente e acionou a tecla "desativar". Pronto, a raiva foi desativada!

5

PARALISIA

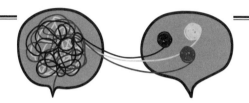

Quando estou me sentindo bonita,
muito bonita,
mas muito bonita mesmo;
eu fico dura,
dura,
toda dura – da cabeça aos pés.
Eu fico toda paralisada!

6

CAQUINHOS DE NEOZINE

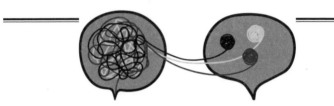

Loretta foi encaminhada para avaliação e tratamento de um transtorno depressivo no final dos anos 1980, no auge da nova era de tratamentos psiquiátricos desencadeada pelo surgimento do Prozac,[1] um antidepressivo com perfil de efeitos colaterais bem tolerado pela maioria dos pacientes, ao contrário dos medicamentos antidepressivos existentes até então.

A repercussão do Prozac na área da saúde mental foi realmente um fenômeno notável, do ponto de vista tanto médico como psicológico, proporcionando uma mudança de paradigmas no uso dos psicofármacos no campo da psiquiatria clínica e na medicina em geral. Também foi uma

---

[1] Prozac é o nome comercial de um medicamento à base de fluoxetina, um antidepressivo inibidor seletivo da recaptação do neurotransmissor serotonina (5-hidroxitriptamina) que atua predominantemente nas sinapses do sistema nervoso central. Neurônios que contêm serotonina medeiam muitas funções diferentes no sistema nervoso. Eles inibem o estímulo sensorial e facilitam o rendimento motor ao nível da medula, estando envolvidos em estados afetivos e perceptivos no córtex cerebral.

mudança cultural em relação ao estigma dos medicamentos psiquiátricos, com repercussão internacional. Como um dos efeitos principais do Prozac é atuar nos sintomas de ansiedade, e como os transtornos de ansiedade são os mais prevalentes entre os transtornos mentais, o sucesso foi impressionante.

Loretta era uma mulher de 60 anos, professora aposentada, casada, com três filhos independentes. Apresentava uma longa história de sintomas depressivos e ansiosos, com características obsessivas. Havia realizado anteriormente dois tratamentos psicoterápicos, com duração de quatro e seis anos, respectivamente. Obteve muitas melhoras na sua vida pessoal, mas os sintomas não a abandonavam; eles insistiam em permanecer presentes diariamente, causando considerável desconforto. Durante a avaliação psiquiátrica, que em geral ocorria em duas a três consultas, Loretta relatou a sua história médica pregressa, a ausência de doenças clínicas, as revisões periódicas com seu ginecologista e também um discreto problema auditivo de longa data. Usava somente um medicamento antigo para ajudar a conciliar o sono. Quando a questionei sobre o medicamento e a dose utilizada, ela me respondeu, um tanto despretensiosamente:

> – Ah! Eu tomo uns caquinhos de Neozine![2] O senhor precisa saber desde já que eu sou uma pessoa muito sensível a qualquer medicação.
> – Caquinhos? – perguntei, sem disfarçar a minha curiosidade.
> – Sim, caquinhos. Eu reparto o comprimido em várias partes. É quase, vamos dizer, é praticamente um "farelinho". O suficiente para adormecer.
> – E a senhora não fica com sono no dia seguinte?
> – Não.

Combinei que deixaríamos esse assunto para mais tarde e o nosso foco naquele momento seria a melhora dos sintomas que estavam atormen-

---

[2] A levomepromazina (Neozine) é um tranquilizante maior típico ou neuroléptico (em grego "o que subjuga o nervo") e pertencente ao grupo das fenotiazinas, introduzidas na psiquiatria em 1955, a partir da descoberta da clorpromazina, por Delay e Deniker. Atua em diversos receptores do sistema nervoso cerebral. Em doses baixas, age como sedativo.

tando o seu cotidiano. Quando lhe sugeri uma tentativa com um remédio novo, o Prozac, reagiu um pouco indignada me dizendo que ela era uma pessoa conservadora. Que eu não deveria, em hipótese nenhuma, tentar fazer experiências com ela. Mas como eu fora bem recomendado, ela iria me dar um voto de confiança. Percebi de imediato que teríamos muito trabalho pela frente!

Após algumas semanas do uso do novo antidepressivo, Loretta, de fato, notou uma melhora acentuada, tanto nos sintomas de ansiedade como na sua disposição geral. Ficou muito satisfeita e, no primeiro ano de trabalho, revisava mensalmente o tratamento. Em todas as ocasiões eu insistia que, mais cedo ou mais tarde, teríamos de saber exatamente a dose certa dos seus "caquinhos de Neozine", mas ela não aceitava mexer em "time que estava ganhando".

Decorrido mais de um ano do nosso tratamento – na verdade, quase dois anos –, e depois de várias e insistentes tentativas infrutíferas de padronização da dose dos "caquinhos", eu lhe disse em uma consulta, talvez até um pouco contrariado, que era muito difícil para um médico não saber a dose exata de uma medicação; imagina então dizer em público, em um ambiente científico, como um congresso, que a sua paciente utilizava "caquinhos" de um medicamento. Era algo impreciso e absolutamente não científico, inaceitável do ponto de vista do médico. Se ao menos ela se dispusesse a utilizar algumas gotinhas, tudo ficaria mais esclarecido, já que o efeito seria exatamente o mesmo. A única diferença seria que saberíamos a dose exata dos "caquinhos". Era somente uma questão de padronização e seria útil para a continuidade do nosso tratamento.

Na consulta seguinte, Loretta me disse:

> – Refleti bastante sobre o que senhor me disse na última vez. Realmente, eu nunca havia pensado sobre isso dessa forma. Eu estou tão acostumada com os meus "caquinhos"! Afinal de contas, eu estou melhor e durmo bem, mas também não quero que o senhor passe vergonha em público por minha causa. Eu aceito tentar usar as gotinhas se o senhor me garantir que o efeito vai ser exatamente igual ao dos "caquinhos" – ela era uma pessoa muito apegada aos seus próprios métodos e sistemas, e não apreciava mudanças de nenhuma natureza.

Depois de esclarecer bem esclarecido que o efeito do medicamento seria rigorosamente o mesmo, em pouco tempo descobrimos que Loretta utilizava quatro gotas de Neozine para adormecer, e nos períodos de maior ansiedade ou insônia, utilizava cinco a seis gotas. Ou seja, a sua dose variava entre 3 e 6 mg ao dia. Enfim descobrimos: essa era a dose dos "caquinhos"!

Nessa história, foi possível verificar como algumas situações do trabalho psiquiátrico levam muito tempo até que sejam esclarecidas e mais tempo ainda até que possam realmente ser modificadas. Ultrapassar algumas dificuldades emocionais e vencer as inúmeras resistências de cada caso em particular exige, além de profissionalismo e persistência, argumentos que tenham a capacidade de fazer algum sentido no afeto das pessoas.

7

APOIO

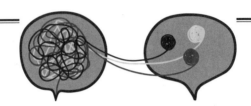

Na sua cidade, o Dr. Antônio era um médico cirurgião reconhecido, estimado pela população e, na sua região, que incluía um número elevado de pequenos municípios vizinhos, era considerado a última esperança quando os problemas de saúde não se resolviam satisfatoriamente. Ele era considerado, de fato, uma referência médica. Estudou medicina no Rio de Janeiro em uma época em que se valorizavam, principalmente, a anamnese e o exame físico minucioso, pois naquele tempo não se dispunha de muitos exames laboratoriais, nem, sobretudo, dos atuais exames de imagem, como ecografia, tomografia e ressonância magnética. O diagnóstico era realizado sob o ponto de vista predominantemente clínico.

O Dr. Antônio acompanhou o desenvolvimento da medicina durante mais de 40 anos, até o início da década de 1990, sempre com entusiasmo, dinamismo e uma invejável capacidade de trabalho – características marcantes da sua personalidade. Até que ficou doente.

A doença do Dr. Antônio foi um tipo agressivo de neoplasia e não lhe deu muitas chances, pois não obteve sucesso em nenhum dos tratamentos realizados. Foram várias tentativas terapêuticas, as mais avançadas na ocasião, que lhe trouxeram uma série de efeitos colaterais, dores e excessivo desconforto. Ele sabia que iria morrer em breve e foi recusando um grande número de pessoas que desejavam visitá-lo. Aceitava apenas a presença da sua pequena família.

Eu era muito próximo de um dos seus quatro filhos, que fora meu colega de escola, durante os cursos ginasial e científico, no Colégio Estadual Júlio de Castilhos, em Porto Alegre. Também fora meu contemporâneo na faculdade de medicina. O meu amigo desejava diminuir o sofrimento do seu pai e o questionou se ele aceitaria conversar comigo. O Dr. Antônio abriu uma exceção e concordou em me receber.

Creio que ele reconhecia que havia sido um modelo pessoal e profissional na minha vida e, por consequência, percebia a sua parcela de influência em minha decisão de escolher a medicina como profissão. Algumas vezes o acompanhei em visitas ao hospital da sua cidade e observava, ao vivo, sua facilidade de contato com os pacientes. A confiança que eles depositavam naquele médico era sincera e muito impressionante. Ele transmitia segurança.

No meu íntimo, relutava em visitá-lo, mas o chamado do meu amigo me incentivou nesse sentido. Preparei-me para aquela visita. Era um final de tarde, um sábado do mês de abril. O Dr. Antônio já passava a maior parte do tempo na cama. Quando entrei no seu quarto, foi logo me dizendo:

> – Eu sei que na psiquiatria tu estás aprendendo a compreender tudo e todos. Tu sabes que conheço bem alguns dos teus professores lá da Melanie Klein – referia-se à unidade do Hospital Psiquiátrico São Pedro onde eu realizara a formação psiquiátrica, com ênfase na psiquiatria psicodinâmica –, mas agora eu só preciso de conforto. Preciso mesmo é de apoio. Nesta hora, a gente só deseja não sentir dor, não quero mais nada. As pessoas não sabem o que dizer e ficam me dizendo que eu vou melhorar. Ficam me dando conselhos bobos.
> – Conselho não funciona, a gente aprende nas primeiras aulas do curso de psiquiatria, mas a tentação é grande, e a gente sempre acaba aconselhando – respondi, só para seguir a conversa.
> – Fernando, eu só preciso de apoio!

Essa frase martelou a minha cabeça para o resto da vida. E ainda hoje ela está sempre presente. Naquela época distante do início da formação profissional, eu estava habituado a ouvir, em vários seminários clínicos, ler, em livros e artigos, sobre a importância da compreensão e interpretação psicológica acima de todos os outros aspectos. Existia uma verdadeira hierarquia de valores no mundo das psicoterapias originadas da psicanálise, que variavam do polo mais compreensivo ao polo mais de suporte, onde se incluiriam as técnicas de psicoterapia de apoio.

No entanto, a visita ao Dr. Antônio me desconcertou, porque ocorria justamente o contrário: a maior compreensão incluía exatamente o apoio. Poderia ser simplesmente o ditado "A teoria na prática é diferente", e o Dr. Antônio, no leito de morte, me ensinado que as pessoas, em alguns momentos, só necessitam de apoio, de nada mais?

Aquela visita ao Dr. Antônio foi um momento decisivo de inflexão no meu modo de pensar sobre a psiquiatria e, acima de tudo, sobre o trabalho direto com os pacientes. E, pensando mais detalhadamente, foi uma verdadeira mudança na maneira de ver a vida. Ele era um homem prático, acostumado a resistir em inúmeras batalhas cirúrgicas de vida e morte. Assistira a muitos pacientes perderem a vida e, ante uma situação de enorme pressão emocional como a experiência da própria morte, mantinha uma lucidez simples e inteligente. Ele só não queria sentir dor, tampouco ouvir promessas falsas e desconectadas daquela realidade tão triste e com poucas perspectivas. Ele encarava a morte de frente e sem subterfúgios. E reconhecia somente a necessidade de apoio para um momento tão especial.

Antes de encontrá-lo eu me preocupara com seu estado de ânimo ante a doença e a ausência de perspectivas. Será que estaria muito abatido? O meu amigo e colega achava que ele poderia utilizar algum medicamento antidepressivo que proporcionasse algum alívio emocional. Seria realmente válido ou necessário? Alguns artigos acadêmicos já recomendavam antidepressivos de rotina para pacientes pós-infarto, acidentes vasculares cerebrais e doenças neoplásicas. Algum tranquilizante ou hipnótico para melhorar a qualidade do sono ele já deveria estar usando.

Quando começamos a conversar, percebi mais serenidade do que ansiedade; mais coragem do que medo. A fase da revolta contra a doença e a morte já havia se dissipado do seu coração. Certamente, mais ouvi do que falei. Não sabia o que dizer. Foi difícil me concentrar na conversa. Os pensamentos se confundiam na minha mente. No íntimo, me sentia como as outras pessoas, desejava animá-lo, falar algo, trazer alguma esperança, mas o alerta inicial do Dr. Antônio produzira o efeito de advertência desejado. E ele estava certo no seu diagnóstico. Não era correto ficar dando conselhos naquela hora. O importante mesmo era somente o apoio do momento. Escutar apenas. E o apoio, na maioria das vezes, costuma ser a presença e o afeto sem exigências.

Naquele distante final de tarde, um dia nublado e chuvoso de outono, conversamos sobre assuntos gerais, amenidades como futebol, temas sempre estimulantes como a política, e, claro, também falamos sobre a sua doença. Ele revelou que tinha pouca esperança no próximo remédio que iria utilizar, uma novidade trazida por um colega de faculdade, jovem como eu, recém-vindo do exterior, onde havia permanecido dois anos estudando oncologia, e que se encontrava atualizado naquele tipo específico de neoplasia. O Dr. Antônio ainda encontrou, para minha surpresa, energia para me estimular em relação ao futuro da profissão. Recomendou-me ficar atento aos pacientes, ouvir as histórias deles sempre com atenção, interesse e isenção. E ainda insistiu no que ele julgava essencial:

– Na medicina, o importante, o que realmente faz a diferença, é o diagnóstico.

Será que a minha presença ou a própria distração da conversa trouxeram-lhe algum alívio, pelo menos momentaneamente? Algum grau de apoio? Logo percebi que eu também precisaria de apoio para enfrentar a morte do Dr. Antônio. E que estar ali com ele, em um último encontro, me trazia algum grau de alívio e me confortava. Na realidade, o clima predominante da nossa conversa foi o de uma sincera despedida, com a tristeza particular de alguém que sabia que sairia da vida para sempre. E em pouco tempo ele morreu.

Aquele último encontro com o Dr. Antônio ficou gravado na minha memória de uma forma afetiva e, ao mesmo tempo, como um ensinamento do que é importante para as pessoas em determinados momentos. Foi, apesar das circunstâncias, um encontro educativo para um psiquiatra iniciante. E também me marcou mais profundamente do que eu poderia suspeitar. Aprendi a me tornar mais atento à necessidade de apoio das pessoas. É algo normal e esperado sentirmos, em maior ou menor grau, uma genuína necessidade de apoio quando estamos enfrentando problemas reais complexos, como as perdas, derrotas e doenças.

Alguns anos mais tarde, recordei novamente o encontro com o Dr. Antônio e a recomendação sobre a importância do apoio em momentos particularmente delicados da vida. A lembrança me ocorreu ao longo do tratamento de um paciente gravemente depressivo, que passava a maior parte do dia na cama, no seu quarto, em profundo estado de isolamento – um sintoma de depressão grave. Os pensamentos suicidas ganhavam corpo a cada dia que transcorria e ele não apresentava evolução positiva. Fora dominado pela sensação de desesperança e não acreditava que sairia daquela situação.

Eu, que fora recomendado como uma esperança no tratamento do seu quadro psicológico, praticamente havia esgotado as alternativas terapêuticas entre diversas combinações farmacológicas utilizadas. Como ele já havia realizado vários tratamentos anteriores, e com profissionais reconhecidos, restava a indicação de eletroconvulsoterapia (ECT).[1] Tanto a família como o paciente eram muito resistentes à ideia desse procedimento, mas foram sensíveis à ideia de que a ECT era indicada para aquela situação. Também ajudaram muito na decisão favorável à realização do procedimento a consulta e as informações obtidas junto ao médico responsável pela aplicação da série de eletrochoques. As informações sobre a qualidade do aparelho, da anestesia e da segurança do ambiente hospitalar convenceram a todos, principalmente o paciente.

Felizmente ele se recuperou do quadro depressivo, retornou ao convívio social, ao trabalho e ao seu cotidiano anterior ao episódio depressivo. Permaneciam ainda alguns sintomas residuais, mas teríamos tempo para acompanhá-los de perto, sem a urgência da paisagem escura dos pensamentos suicidas em forma de um túnel fechado onde é impossível vislumbrar uma saída. E essa ausência de luz no fim do túnel, justamente, é uma das principais características dos momentos suicidas.

Em uma das consultas de acompanhamento do seu caso, após um bom período de estabilidade no humor, esse paciente me presenteou com o

---

[1] A eletroconvulsoterapia (ECT) é um método de tratamento reconhecido como eficaz e amplamente utilizado na psiquiatria há muitos anos. Sua utilização é recomendada pela literatura científica nacional e internacional e encontra-se baseada em uma série de pesquisas independentes que comprovam seus resultados positivos. Existe um crescente e renovado interesse nesse método de tratamento que pode ser verificado pelo número de publicações na base de dados científicos Pubmed.

livro *Perto das trevas*, de William Styron,[2] renomado escritor norte-americano – autor do *best-seller A escolha de Sofia* –, que foi acometido por um episódio grave de depressão associado ao uso de álcool e hipnóticos. No livro, o autor relata seu intenso sofrimento durante o período depressivo e conta que também melhorou com a realização de ECT. A lembrança do Dr. Antônio foi justamente sobre a importância do apoio permanente para o êxito do tratamento. Nas palavras de William Styron, "é extremamente importante dizer para aqueles que estão cercados pela depressão, especialmente se for a primeira vez, que vão ficar curados. É um trabalho difícil. É um insulto dizer, da segurança da margem, aguente firme, para quem está se afogando. Mas foi provado e comprovado que se o encorajamento for persistente e constante – e o apoio sincero e compassivo – a pessoa em perigo quase sempre se salva".

Desde a ocorrência desse caso, ainda durante os anos 1990, a leitura de *Perto das trevas* se tornou uma recomendação adicional no tratamento de alguns de meus pacientes com depressão. E é verdade, o apoio salva muitas vidas.

A advertência do Dr. Antônio sobre a relevância do apoio genuíno, presente de diversas formas, verbais e não verbais, na relação médico-paciente, foi uma aula prática, simples e direta sobre como enfrentar situações-limite como é o tratamento das depressões graves e suicidas. Em determinados momentos e circunstâncias, o apoio, simbolizado na presença e no afeto, é o que nos resta para oferecer aos pacientes.

---

[2] STYRON, William. *Perto das trevas*. Rio de Janeiro: Rocco, 1992.

8

SUPEREGO CRIADO A TODDY

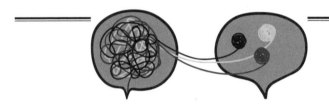

Giordano sempre foi um excelente aluno em matemática. Desde criança gostava das brincadeiras numéricas, aprendeu a fazer contas de cabeça e ainda ajudava os amigos na escola com os exercícios mais elaborados. E continuou, quando adulto, seu envolvimento progressivo com o mundo perfeito dos números. Ele era uma pessoa exigente de nascença.

O pai, falecido havia alguns anos, fora uma pessoa decisiva na formação pessoal e profissional do filho. Homem estudioso, com princípios e valores sólidos, associados a uma disciplina rígida, construiu uma difícil carreira como professor universitário e chegou à condição de professor titular. Ele também tinha facilidade com a matemática. Para ele, a interrupção das atividades sem conclusão era sinônimo de fracasso e algo que não tolerava na sua família. Era muito exigente com o desempenho escolar dos filhos.

A mãe de Giordano era o oposto. Tolerava as coisas como elas aconteciam e não exigia muito dos filhos. Acreditava que cada pessoa seguiria a própria natureza e se conduziria, durante a vida, de acordo com aquilo que já estava previamente determinado pelos signos e astros. Ela inclinava-se ao mundo místico. Como a maioria das mães, protegia os filhos e, inclusive, escondia do professor as falhas deles e seus fracassos escolares. Com isso, desequilibrava um pouco o rigor do marido.

Giordano tinha o mesmo nome do pai – escolha da mãe quando nasceu um filho homem depois de seis meninas. Giordano cresceu mimado pela mãe e pelas irmãs. Durante a infância, foram necessárias algumas transferências de cidade, pois o pai buscava constantemente um centro universitário maior para se desenvolver como professor. Saiu do interior do estado do Acre com destino a São Paulo para realizar cursos de pós-graduação e, posteriormente, fixou residência em Santa Catarina, na sequência da aprovação em concurso na universidade federal local.

Giordano foi uma criança tímida e sentia dificuldades na adaptação às novas cidades, escolas e aos novos amigos, mas, assim como as irmãs, aprendeu a lidar com a vida de mudanças constantes até que completou 18 anos e decidiu que iria estudar em Porto Alegre. Inicialmente residiu em uma pensão no centro da cidade e, quando ingressou na universidade, passou a morar em uma espécie de república de estudantes, em conjunto com vários colegas, como era comum no meio estudantil. A família permaneceu em Santa Catarina.

Giordano foi um jovem normal para sua época, final dos anos 1960 e início dos anos 1970. Experimentou vários tipos de drogas e consumia álcool em tamanhas quantidades que seus amigos, às vezes, o comparavam a John Lennon, famoso por consumir bebidas alcoólicas em uma quantidade superior aos demais.

A época correspondia ao auge da banda The Beatles como fenômeno pop. Além de atingirem notoriedade e sucesso mundial impressionantes, seus integrantes se tornaram ícones de uma geração pois revolucionaram a música, os padrões de comportamento moral e sexual, a liberdade de expressão dos sentimentos e o amor. Foram símbolos de uma mudança profunda da juventude e da cultura do século XX. Acho que, em parte, a atração de Giordano por estudar especificamente no Reino Unido derivava da admiração pelos Beatles.

Giordano sabia que o pai – o Professor Giordano – não iria tolerar seu comportamento mais à vontade com o uso de álcool, ainda que compatível com a realidade daquela época. Ele era totalmente contrário a qualquer uso de substâncias químicas. Na verdade, ele as detestava. Um irmão dele havia morrido de cirrose hepática devido ao excesso do consumo de álcool. O irmão era pescador no Acre e bebia diariamente. Seria atrito na certa, e de causar problemas familiares graves.

A solução encontrada foi sair de casa e estudar em outro estado, o que se revelou uma decisão sábia, já que evitou desgastes na família. A inteligência evita alguns conflitos desnecessários. A vida de mudanças frequentes na infância o preparou – como uma espécie de terapia comportamental – para os desafios necessários no caminho à independência. E o primeiro passo nesse objetivo foi a saída da casa dos pais e a mudança de cidade.

Quando questionei por que se afastara da família e viera morar em outro estado para ingressar na universidade, ele me respondeu com tranquilidade:

– Era necessário. Eu não conseguiria seguir minha vida na sombra deles. Precisava de um espaço para ser eu mesmo.

O temperamento das pessoas se manifesta cedo na vida como um repertório de características hereditárias que determinam a nossa percepção e o desenvolvimento dos hábitos. Havia nele uma necessidade de exatidão. Ao final da faculdade de matemática, Giordano recebeu um convite para ser professor em um curso pré-vestibular que fazia sucesso em Porto Alegre nos anos 1970. Tornou-se independente, comprou um apartamento financiado e se casou no espaço de pouco mais de dois anos.

Após o nascimento da primeira filha, ele resolveu que iria mudar sua atividade profissional e matriculou-se no curso de administração de empresas. Havia perdido o interesse em ser professor de matemática. Foi uma pena, lastimada por vários colegas e inúmeros futuros alunos, pois ele tinha um talento especial, um dom natural para transmitir conhecimentos em matemática, o que, em geral, não é uma tarefa fácil: a matemática é o calcanhar de Aquiles dos estudantes.

Após a obtenção do título de bacharel em administração de empresas, Giordano trabalhou durante vários anos em uma empresa do ramo metalmecânico da Serra gaúcha e, com sua facilidade para os números, logo se destacou e foi promovido diversas vezes no setor de planejamento.

Depois de oito anos de trabalho nessa empresa e bem situado profissionalmente, mesmo com a vida confortável, ele decidiu fazer uma nova mudança na sua vida. A vontade de retornar aos estudos era como a correnteza de um grande rio. Pesquisou algumas áreas de interesse e obteve o ingresso em um curso de mestrado profissional em administração, na área de crédito para pequenas e médias empresas, no Reino Unido. Ele se interessava em financiamentos para o setor produtivo da sociedade. Foi um tema que o acompanhou no restante de sua vida.

A esposa não desejava essa viagem de dois anos, considerava que encontraria dificuldades tanto no idioma quanto na adaptação dela e da filha. No entanto, Giordano achava aquilo relativamente fácil, ainda mais em comparação com a sua própria história. Esse pequeno atrito do casal deixaria fissuras, que, com o tempo e as divergências naturais, se tornariam rachaduras estruturais no casamento.

No primeiro ano no Reino Unido, começaram os problemas psiquiátricos que acompanhariam Giordano durante muitos anos. Ele foi acometido por um quadro depressivo de intensidade leve a moderada, no meio do outono, que se estendeu por todo o rigoroso inverno no Hemisfério Norte. Pensou em desistir e abandonar o curso, mas logo a ideia foi afastada e banida da sua mente com as lembranças de seu pai.

Os problemas ocorridos no primeiro ano de sua estada britânica ocasionaram um sentimento de insegurança em Giordano, uma sensação de vulnerabilidade. Esse sentimento foi a origem da procura de ajuda. Ele era experiente nos assuntos psicológicos, pois havia trabalhado como voluntário na Clínica Pinel, em Porto Alegre, e feito psicoterapia em grupo durante dois anos. Não se tratava de uma pessoa sem conhecimentos na área psicológica.

Acho que houve uma afinidade imediata e genuína entre nós, pois eu também havia trabalhado na Clínica Pinel durante mais de dois anos, no período final da faculdade, em uma unidade especializada na desintoxicação de pacientes alcoolistas. Essa experiência prática foi uma oportunidade única de aprendizado sobre a dependência química. Alguns pacientes apresentavam o clássico quadro de *delirium tremens*[1] no transcorrer do período

---

[1] *Delirium tremens* é um quadro grave de abstinência e em geral se inicia de um a quatro dias após a interrupção do uso de álcool. É caracterizado por um rebaixamento do nível de consciência, com a presença de desorientação, alterações na sensopercepção (alucinações são comuns), tremores e sintomas autonômicos como taquicardia, elevação da pressão arterial e da temperatura corporal. A duração pode variar entre três e quatro dias e, em alguns casos, pode ser fatal. É necessária a introdução imediata de tratamento efetivo.

de desintoxicação e abstinência do álcool. E os atendentes psiquiátricos, naquela época, tratavam esses casos, com a supervisão dos residentes. A sensação que predominava era de estar praticando a medicina. Essa oportunidade de trabalho ocorreu ao me cadastrar no Centro de Integração Empresa-Escola (CIEE-RS),[2] localizado em uma pequena sala comercial no Centro Histórico da cidade, o qual agenciava empregos entre empresas e estudantes. E era um emprego de carteira assinada, com direito a férias e décimo terceiro salário. O primeiro emprego desse tipo é inesquecível, ainda mais quando se é estudante.

Essas lembranças estavam acesas em minha mente enquanto conversava com Giordano e avaliava o quadro psiquiátrico por ele relatado. Ele estava de férias no Brasil e, ao final de um mês, retornaria ao Reino Unido para mais um ano de estudos a fim de concluir o curso iniciado no ano anterior. Estava um pouco assustado com a possibilidade de os sintomas depressivos reaparecerem. O receio dominava seus pensamentos em relação a esse segundo ano de estudos, pois dessa vez estaria sozinho por lá.

A fissura do casamento crescera o suficiente para se tornar uma fratura grave e conduzir ao rompimento definitivo. O risco do consumo elevado de bebidas alcoólicas era algo fácil de prever. A minha primeira impressão do seu quadro psicológico é que esse era o problema principal e também a origem dos sintomas depressivos, além, é claro, do aspecto sazonal bem observado por ele. No entanto, Giordano discordava de mim. Na sua visão, aquilo que ocorria com ele era exatamente o contrário.

Ansiedade e preocupação exageradas o levavam ao consumo de álcool, e o álcool é reconhecido como bom ansiolítico desde a Antiguidade. A história do surgimento e da produção do vinho – bem conhecida desde os antigos egípcios – é uma prova simples da atração do ser humano pelo uso de substâncias com propriedades químicas, como o álcool. Durante muitos séculos o vinho foi prescrito como medicamento antidepressivo. Bebidas alcoólicas são produzidas por diversas culturas, como, por exemplo, a vodca na Rússia, o uísque na Escócia e na Inglaterra, o saquê no Japão, o rum em Cuba, a tequila no México e a tradicional cachaça no Brasil.

---

[2] O CIEE-RS é uma associação civil, de direito privado, sem fins lucrativos, de assistência social beneficente, educacional e cultural.

A primeira sugestão em termos psicofarmacológicos que dei a Giordano foi que ele utilizasse um antidepressivo – a imipramina[3] – caso os sintomas depressivos retornassem no próximo outono/inverno europeu. Ele concordou. Escrevi um breve relatório do seu caso, com a inclusão dessa prescrição, para ser apresentado ao médico generalista do sistema de saúde britânico. E a história se repetiu, pois, na metade do outono, os sintomas depressivos retornaram, exatamente da mesma maneira. Giordano, então, solicitou uma consulta, e o médico generalista lhe prescreveu a imipramina. Ainda não havíamos chegado a 1988 quando surgiram novos antidepressivos, os quais não se mostrariam muito mais eficazes do que a imipramina; seu perfil, com menos efeitos colaterais e maior segurança farmacológica, determinaria seu enorme sucesso na comunidade médica, estando presente até a atualidade.

O uso do álcool deixava Giordano mais relaxado, menos ansioso e, simultaneamente, mais inspirado e criativo, especialmente para escrever. O problema, entretanto, eram os *pubs* e sua atração, poderosa o suficiente para uma visita diária, que, em alguns dias, se prolongava por várias horas. Como sempre, o problema principal era o dia seguinte, já que a ressaca é usualmente cansativa e dolorosa. Contudo, e apesar de alguns excessos nos *pubs*, a resposta clínica à medicação antidepressiva foi satisfatória, e Giordano teve êxito na conclusão do seu curso. Foi um grande alívio para ele.

No retorno ao Brasil, iniciou uma temporada regular de psicoterapia, pela aflição de novos desafios profissionais, um novo relacionamento afetivo e também para avaliar a necessidade ou não de seguir usando antidepressivos. Sentia-se melhor com o uso do medicamento, mas algo estava diferente com ele: não se sentia seguro como antes. A experiência de um quadro depressivo modificara algo na química cerebral? Ou era uma modificação na sua alma? Ele referia repetidamente a mesma sensação de vulnerabilidade. Era o contrário da exatidão de que ele gostava, e isso também o perturbava. A sensação de que a qualquer momento seu equilíbrio psicológico interior poderia mudar o deixava inseguro.

---

[3] A imipramina foi descoberta em 1957, e os primeiros relatos sobre sua eficácia na depressão foram realizados pelo professor Kuhn, na Suíça, em 1958. É um antidepressivo tricíclico (ADT) e atua predominantemente na inibição da recaptação dos neurotransmissores do sistema nervoso central serotonina e noradrenalina. Também tem efeito em outros neurotransmissores, como dopamina, acetilcolina e histamina. É indicada principalmente para o tratamento de depressão, ansiedade, enurese, terror noturno e dor neuropática ou dor crônica.

No campo profissional, a vida de Giordano se organizou em torno da aprovação em um concurso público na área econômica, onde encontrou a estabilidade financeira suficiente para elaborar e planejar outros desafios acadêmicos. O novo relacionamento afetivo era promissor, mesmo com a presença de algumas diferenças culturais e hábitos familiares bem distintos entre eles. E a vida seguiu em frente, com o curso de acontecimentos imprevisíveis, pois apesar de gostar de exatidão, ele não era uma pessoa monótona.

Nós sabíamos que ele era um homem inquieto, e algumas mudanças iriam ocorrer brevemente. Como já mencionei, Giordano era uma pessoa muito exigente com o próprio desempenho. Esse traço de sua personalidade evidenciou-se mais agudamente quando ele foi contestado em uma decisão importante sobre determinado tema que fora a pauta principal da reunião de diretoria no trabalho. Irritado por ser contrariado na sua iniciativa, Giordano fechou-se no seu mundo, e durante algum tempo não se vislumbrou o seu sorriso. Contudo, internamente, ele se recriminava por não ter sido capaz do convencimento necessário. Afinal de contas, era óbvio que a sua proposta era a mais inteligente, mas a política da empresa estava focada em outra direção.

As recriminações de caráter obsessivo aumentaram desproporcionalmente, a ponto de fazê-lo perder o sono e ingressar em um período depressivo. Nessa ocasião, a depressão foi de moderada a grave. Quando observei que ele estava sendo excessivamente exigente consigo mesmo, e uma das recomendações para obter melhoras sintomáticas com mais brevidade seria, justamente, a diminuição das elevadas exigências pessoais, a resposta dele foi a seguinte:

> – Não tem jeito. O meu superego[4] foi criado a Toddy![5] Eu fico me massacrando durante um bom tempo. E sempre foi assim, toda a vida. A diferença é que, como estou mais velho e tenho mais compromissos, ultimamente o massacre piorou um pouco. É um processo que leva algum tempo até diminuir de intensidade, mas não desaparece completamente.

---

[4] O superego é estabelecido a partir das identificações conscientes e inconscientes com as figuras dos pais ou outras pessoas significativas no início da vida. É considerado pela psicanálise como herdeiro do complexo de Édipo. É no superego que encontramos os valores próprios do indivíduo e as principais características culturais do contexto em que a pessoa está inserida.

[5] Toddy é uma marca conhecida de achocolatado em pó que existe no Brasil desde 1933.

Os termos id, ego e superego, criados por Sigmund Freud, se tornaram populares, pelo menos na cultura ocidental, para ilustrar de modo esquemático o nosso funcionamento mental. Resumidamente, o id se refere aos nossos instintos básicos, incluindo as pulsões de vida e morte ou amorosas e agressivas, e é predominantemente inconsciente; o ego corresponde ao nosso eu, à nossa personalidade, ao que somos ou à imagem que fazemos de nós; e o superego corresponde ao conjunto de regras e normas da civilização que nos regem ou nos guiam, e muitas vezes também opera de modo inconsciente. O objetivo neste relato não é entrar em detalhes sobre esses conceitos, mas, sim, destacar a visão ou a percepção de Giordano sobre as suas elevadas censuras internas.

Quando me disse que o seu superego foi criado a Toddy, Giordano forneceu uma explicação convincente da composição química da estrutura do seu superego. O superego fora criado e desenvolvido à base de suplemento alimentar, de modo a se tornar robusto, forte o suficiente para o combate contra determinados impulsos. No entanto, um efeito colateral disso era a severidade e o automassacre quando se sentia falhando ou não atingindo as expectativas previamente imaginadas em sua mente.

O Professor Giordano continuava bem vivo no mundo interior do filho, e aquele massacre interno só piorava a aflição depressiva. Era como um círculo vicioso; apenas a abordagem psicoterápica não o retirava daquele estado, e o consumo de álcool o embriagava com o objetivo expresso de, ao menos por breves períodos de tempo, obter um pouco de alívio daquela aflição. E eu me preocupava.

O problema se agravou, pois, nessa época, ele já estava próximo dos 40 anos, e os efeitos químicos do álcool no seu organismo já cobravam taxas, como um imposto, da saúde física e mental. A combinação de álcool e depressão podia ter elevado potencial suicida, o que é mais comum do que se imagina. E eu me preocupava.

O diagnóstico inicial de uma depressão sazonal agravada pelo consumo de álcool necessitava de revisão urgente. Ele não apresentava histórico pessoal de oscilação de humor clássica, ou seja, a presença de episódios de euforia ou de grandeza. Havia, no entanto, histórico familiar nesse sentido. Mas isso seria suficiente para o diagnóstico de bipolaridade?

No início dos anos 1990, essa controvérsia dominava o campo da psiquiatria. Não havia consenso na literatura. Eu e Giordano começamos a suspeitar de que o seu quadro depressivo estava relacionado ao transtorno bipolar após inúmeras tentativas com o uso de antidepressivos apresentarem sucesso apenas parcial. Havia sintomas residuais que insistiam em se mostrar presentes e tornar a vida desconfortável, roubando energia vital e o prazer da vida cotidiana.

A presença de sintomas residuais incômodos é uma sinalização de que algo está em curso, de que o quadro não se resolveu o bastante para o retorno a um nível de bem-estar anterior ao início dos sintomas. Essa era uma queixa relativamente frequente no nosso tratamento, às vezes mais, às vezes menos, mas invariavelmente presente. Em outros períodos, predominavam quadros depressivos clássicos.

Com o passar do tempo e da presença do tratamento, Giordano se afastou do álcool e da *Cannabis* e comprovou sua teoria de que esse não era o fator etiológico principal de seu quadro depressivo. Reconhecia importantes melhoras na vida em geral, mas, após um grande período de abstinência, os mesmos sintomas residuais se encontravam lá; em menor intensidade, é verdade, mas seguiam presentes e provocando desconforto.

Naquele período, em apenas uma ocasião eu o vi discretamente eufórico, e isso ocorreu após o uso simultâneo de dois antidepressivos que utilizávamos para conter um novo episódio depressivo. Essa ocorrência é descrita como virada maníaca[6] e acontece em um grupo de pacientes que apresentam vulnerabilidade maior ao transtorno bipolar e têm maior sensibilidade para alguns medicamentos.

Giordano era um leitor compulsivo de temas do seu interesse, que giravam em torno de política, economia e saúde – inclusive disciplinas como psicologia e psicanálise –, e também da cultura das religiões em geral e das religiões esotéricas em específico – uma pequena homenagem póstuma à figura materna.

Ele sempre se caracterizou como um paciente interessado no seu problema de saúde e se atualizava de modo permanente em relação às novidades e principais tendências, tanto farmacológicas quanto psicoterápicas, que poderiam colaborar positivamente no resultado do nosso tratamento. Leu antes de mim os livros de autores importantes da área

---

[6] Refere-se à presença de sintomas de aceleração da mente e elevação do humor. Costumam estar presentes o falar mais rapidamente, a euforia, a insônia, ideias de grandeza, inquietude, impulsividade, humor irritável. Se o quadro de mania for severo, podem-se observar ideias delirantes megalomaníacas, aceleração intensa do pensamento, agitação psicomotora e agressividade.

que faziam sucesso junto ao grande público, como Andrew Solomon[7] e o cientista cognitivo e escritor Steven Pinker,[8] pesquisador e escritor consagrado, com um número expressivo de livros publicados e ideias originais em relação ao comportamento e às novas descobertas das neurociências. Em uma ocasião, Giordano me presenteou com um livro de Pinker que destacava e enfatizava os aspectos cognitivos na gênese das depressões. Em alguns momentos, ele mostrava estar atualizado como um verdadeiro profissional da área. E esse detalhe era estimulante, pois me exigia uma resposta imediata às solicitações da sua parte. Eu precisava me encontrar minimamente atualizado, e, nos tempos atuais, como é difícil a atualização! São tantas novidades, e a todo instante. E *on-line*! Pode ser pela complexidade do próprio conhecimento adquirido nas últimas décadas, mas, para ser sincero, eu não visualizava a mesma dificuldade naquele período do tratamento de Giordano. Ou era a minha própria juventude?

O tratamento de Giordano transcorre há mais de 32 anos, e, ao longo desse tempo todo, é possível a observação de uma linha divisória bem clara entre os resultados do nosso trabalho psiquiátrico e também psicoterápico. Durante os primeiros 16 anos de tratamento nós realizamos diversas tentativas de tratamento farmacológico, utilizando, inicialmente, apenas medicamentos antidepressivos para o seu quadro depressivo. Depois utilizamos os antidepressivos em combinação com vários estabilizadores do humor, e mais tarde somente os estabilizadores do humor. Os resultados eram bons ou médios, mas não satisfatórios o bastante para Giordano. Seria sua costumeira autoexigência? Seria o superego criado a Toddy dominando o cenário em nosso tratamento?

Não. A questão do superego criado a Toddy foi tema de inúmeras sessões de psicoterapia. Giordano havia realizado progressos substantivos nesse sentido. Ele escolheu a Califórnia – um lugar ensolarado o ano inteiro e com uma cultura mais "descolada" – para realizar outro curso,

---

[7] Andrew Solomon é um escritor norte-americano de política, cultura e psicologia. Publicou, em 2000, *O demônio do meio-dia: uma anatomia da depressão,* considerado um dos melhores tratados sobre o tema não escrito por psiquiatra. *O demônio do meio-dia* deriva de uma série de artigos escritos ao longo da década de 1990 para a revista *New Yorker*. Descreve o drama da doença e das famílias e relata também sua própria experiência.

[8] Steven Pinker é psicólogo experimental e cognitivo, teórico evolucionista, linguista e escritor canadense. É conhecido por sua defesa da psicologia evolucionista e da teoria computacional da mente. Professor na Universidade de Harvard, foi nomeado uma das pessoas mais influentes do mundo pela revista *Time* e é um dos maiores intelectuais contemporâneos.

na área de finanças. Estava se tratando internamente com menos severidade que antigamente. Não retornara ao hábito de excessos de álcool. Restaurara a vida afetiva, estava feliz no novo casamento e com a chegada do segundo filho. Havia desenvolvido uma relação mais próxima com a filha do primeiro casamento, pois, em virtude da separação, certo grau de distanciamento afetivo fora inevitável.

Tornou-se consultor na área de finanças empresariais e, finalmente, se reencontrou com a matemática ao começar a lecionar em uma universidade privada. Ele gostava de verdade da matemática. Ainda escrevia artigos importantes sobre temas como crédito, que eram publicados em revistas científicas nacionais e internacionais. Sentia-se satisfeito com todos os progressos e, mesmo ante tantas melhoras significativas, alguns sintomas residuais insistiam em reaparecer e não sair de cena.

No curso da segunda fase de 16 anos do nosso tratamento, Giordano utilizou apenas lamotrigina,[9] um medicamento estabilizador do humor, indicado para quadros de oscilação de humor ou bipolaridade em que predominam os sintomas e episódios depressivos. A resposta a esse medicamento foi tão boa que agradou a ele e a mim, e até o sempre exigente superego criado a Toddy se viu obrigado a ficar satisfeito, pois Giordano restou assintomático. Os sintomas residuais desapareceram por completo. Ele era sensível a esse medicamento de uma maneira interessante. Nessa segunda metade do nosso longo tratamento, ele consultou-se com uma frequência progressivamente menor e permaneceu livre de outros episódios depressivos. Eventualmente sentiu tristezas normais da vida. A recaída da depressão nunca mais atingiu Giordano. Foi uma resposta farmacológica e tanto!

Exatamente na mesma época, outros pacientes em situação análoga, com problemas similares, não apesentavam uma resposta nem de longe semelhante ao mesmo medicamento, em doses até maiores que a utilizada por Giordano. Alguns nem toleravam os efeitos colaterais ou simplesmente pioravam dos sintomas depressivos, o que fazia crescer em mim um certo desapontamento com o mundo da química. Como saber distinguir um

---

[9] A lamotrigina é um fármaco originalmente anticonvulsivante, assim como outros estabilizadores do humor. Já era utilizada como anticonvulsivante na Europa desde 1990 e, desde 1995, nos Estados Unidos. Foi aprovada pela Food and Drug Administration (FDA), em 2003, no tratamento do transtorno bipolar, como segunda opção ao uso de lítio. Atua em vários sistemas de neurotransmissores, principalmente glutamato, e também serotonina e dopamina.

caso do outro? E aqui vale o batido ditado médico: cada caso é um caso. Na atualidade, os guias ou manuais psicofarmacológicos utilizam alguns algoritmos para esse fim e, em breve, teremos a inteligência artificial assumindo protagonismo nesse cenário, na busca de um tratamento mais personalizado. Entretanto, eu e Giordano contamos durante muitos anos difíceis com os recursos do vínculo terapêutico e do trabalho artesanal dos encontros psicoterápicos.

A história de Giordano é ilustrativa da evolução de vários aspectos relacionados à compreensão de problemas diagnósticos na área da psiquiatria e também do universo interior das exigências pessoais em determinadas circunstâncias que se apresentam ao longo da vida. E tudo iniciou por causa da procura de atendimento, na distante década de 1980, após ele ter realizado um ano de estudos no Reino Unido e apresentado um episódio depressivo de características sazonais.

É possível questionar se o uso da imipramina, um antidepressivo eficiente, foi responsável por alterações em sua química cerebral e, posteriormente, ocasionou o surgimento de novos episódios depressivos? Mas ele nem utilizou doses tão altas. Como teria sido a evolução da sua doença se ele não tivesse utilizado a imipramina e diversos antidepressivos nos anos subsequentes? Seria possível termos feito mais precocemente o seu diagnóstico correto? Por que não o fizemos nos anos 1990? Por que demoramos tanto tempo e somente depois do ano 2000 conseguimos acertar o seu tratamento? Por que eu não observei tudo isso anteriormente e não o poupei de tantas tentativas com resultados insatisfatórios? Eu conjecturava muitas vezes a esse respeito.

Será que o meu superego também foi criado a Toddy? Ou foi contaminado pelo superego criado a Toddy de Giordano? Não encontro respostas para essas perguntas tão facilmente, pois a depressão é conhecida e reconhecida por ser um fenômeno bastante heterogêneo, e em cada época predominam orientações e alguns tratamentos mais recomendados que outros, na dependência das tecnologias disponíveis e de conhecimentos acadêmicos comprovados cientificamente. Todavia, uma das vantagens da passagem do tempo – talvez a única verdadeira – é a experiência adquirida nas mais diversas estratégias terapêuticas. A experiência contribui com uma dose extra de tranquilidade, mesmo na ausência da desejada exatidão nas respostas farmacológicas e psicoterápicas dos pacientes.

Os efeitos químicos do último medicamento foram, até certo ponto, uma redenção surpreendente na vida de Giordano. Aconteceu uma sofisticada regulação fina no equilíbrio da sua mente. É claro que, naquela altura dos acontecimentos, também já existia todo o conhecimento adquirido pela vida, pela literatura, pelos anos de terapia e o aprendizado em sucessos parciais com outros esquemas farmacológicos. Não obstante, ele estava em um momento especial em relação ao seu humor e de bem com a vida de professor de matemática aplicada. A mudança no seu humor e a progressiva diminuição da necessidade de tratamento foram muito nítidas e de fácil observação por nós dois.

A expressão utilizada por Giordano para explicar o seu excesso de exigência pessoal – superego criado a Toddy – nos conectou em diferentes passagens da sua vida e o ajudou, com profundidade, a tornar a existência pessoal um pouco mais amena em direções e significados gratificantes para ele.

O superego criado a Toddy foi uma aquisição que se incorporou ao meu arsenal terapêutico profissional e pessoal, me ajudando, novamente de forma bem-humorada, a compreender e a auxiliar outras pessoas. Eu me surpreendo por estar contando essa história e perceber a atualidade dessa expressão, de fácil compreensão, mesmo para aqueles que não eram crianças na época dos Patrulheiros Toddy, um programa de televisão que marcou uma geração.

Ao longo da pandemia de covid-19, por várias vezes lembrei de Giordano, pelo menos por dois motivos aparentes. O primeiro é a expectativa de que, por pertencer ao grupo de risco, ele certamente estaria mantendo adequadamente as recomendações de distanciamento social e protocolos de cuidados em relação às formas de contágio e à saúde dele e dos familiares. Como ao longo do ano trocamos algumas mensagens pelo celular, eu tinha conhecimento de que estava tudo bem com ele e sua família.

O segundo motivo, no entanto, é de natureza diferente. Tem a ver com uma tese matemática/econômica que ele defendia ao longo da vida, relacionada a impostos sobre grandes fortunas e melhor distribuição de renda. Eu costumava contrapor, afirmando que, caso essa prática fosse adotada, seria mais um risco de corrupção para os políticos e governantes, e alguns países, ao adotarem essa prática, não foram bem-sucedidos, mas ele insistia que era somente uma questão matemática, e mais cedo ou mais tarde todas as sociedades se renderiam a essa evidência. Poderia acontecer de diversas formas, não necessariamente na forma de um imposto – que já é uma palavra que traduz notável antipatia e aversão.

Lembrei de Giordano porque uma das principais discussões econômicas no mundo atual tem exatamente esse foco: como as autoridades responsáveis pelas economias nacionais e internacionais irão enfrentar, racional e corajosamente, o caos econômico provocado por um vírus desconhecido que ocasionou uma pandemia dessa magnitude, com repercussões graves em inúmeras cadeias de trabalho e renda. Em alguns países, os proprietários de grandes fortunas estão defendendo a tese de Giordano. Estão pautando ações independentes e já ingressaram no mundo prático da realização de grandes doações financeiras para diferentes instituições, inclusive no universo da pesquisa científica. A matemática, se bem aplicada, é uma ajuda extraordinária para a solução de crises. E, mais uma vez, quem sabe a percepção de Giordano esteja na direção correta, como em relação ao seu diagnóstico pessoal no início do nosso tratamento. Talvez essa estratégia de estímulos reais à economia, a partir das riquezas pessoais, possibilite à humanidade um caminho mais benigno em relação aos enormes desafios dos próximos anos pós-pandemia.

9

DIAGNÓSTICO

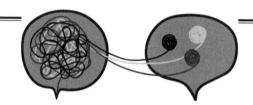

Na primeira consulta,
ao explicar os motivos
principais da procura
de atendimento psicológico,
Inês foi definitiva:
Eu sou uma pessoa
psicada das ideias
e zureta da cabeça.

10

SEM TEMPEROS

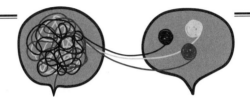

Dona Elza procurou ajuda psiquiátrica aos 78 anos porque estava com diminuição do apetite, insônia e deixara de ler seus livros e jornais – um dos seus prazeres favoritos. Costumava ler os jornais *O Globo* e *Folha de São Paulo*, pois aí, sim, estaria bem atualizada sobre as notícias do Brasil e do mundo. O pior de tudo, sob o seu ponto de vista, é que não encontrava disposição suficiente para outra das suas atividades prediletas: jogar cartas com as amigas. Sem dúvida, era um poderoso indicador de que estava "ruinzinha". Jogar cartas com as amigas era quase sagrado. Colocava a conversa em dia, ficava sabendo das novidades e, principalmente, das fofocas. A ausência do jogo de cartas só era justificada por motivo de doença. Nem ela nem as amigas costumavam faltar sem motivos.

Dona Elza era realmente muito conectada com a realidade. Ainda se encontrava lúcida, orientada, coerente e se orgulhava da autonomia que demonstrava nas rotinas diárias de quem morava sozinha e tomava conta da casa. Além de uma hipertensão arterial, controlada com medicamentos, não havia nenhum sinal de outras doenças clínicas, e a avaliação neurológica, na época, foi normal.

No passado fora acometida por episódios depressivos semelhantes, e sempre melhorava sem a necessidade de medicação. O quadro atual não melhorava, apesar de estar em terapia. Não tolerou os efeitos colaterais de dois antidepressivos antigos, mas apresentou excelente resposta a um dos antidepressivos novos que faziam enorme sucesso no início dos anos 1990. A classe dos inibidores seletivos da recaptação da serotonina[1] era uma novidade recente na psiquiatria, e os psiquiatras se encontravam particularmente felizes por dispor de novas drogas tão promissoras no seu arsenal terapêutico. Explicar para os pacientes que eram drogas modernas que inibiam a recaptação da serotonina, um neurotransmissor que atuava nas sinapses do sistema nervoso central e, portanto, permitia uma maior conexão entre os neurônios, era gratificante. Passava uma sensação de que as células iriam funcionar de modo mais eficaz. Impressionava um pouco, e talvez esse impacto fosse terapêutico. Ninguém sabia bem ao certo como funcionava, e ainda hoje não sabemos em detalhes, mas os pacientes apreciavam estar utilizando um remédio moderno. O ser humano, de modo geral, gosta de novidades.

Durante sete anos seguidos revisei Dona Elza uma ou duas vezes ao ano, e tudo seguia evoluindo bem. Os meus indicadores terapêuticos eram a presença das leituras e jogar cartas com as amigas. Estava tudo certo! Até que, aos 85 anos, ela sofreu um acidente vascular cerebral (AVC) isquêmico e ficou com pequenas sequelas motoras. Nessa ocasião, piorou da depressão e melhorou com um simples aumento da dosagem do antidepressivo. No entanto, decorridos seis meses da isquemia cerebral, Dona Elza foi progressivamente observando sua preciosa independência se despedir dela. Não conseguia mais se cuidar sozinha. Sabia que era uma questão de tempo até ir para um residencial de idosos.

Alguns meses depois de estar residindo no lar de idosos, realizamos sua última consulta de revisão. Eram perceptíveis os sinais de fragilidade e declínio cognitivo que a idade avançada e o AVC haviam provocado nela. Apesar disso, ainda conseguia acompanhar atentamente as notícias, o que representava qualidade de vida. Procurando avaliar um pouco melhor o

---

[1] A classe dos antidepressivos inibidores seletivos da recaptação da serotonina tem sua ação principal pelo aumento e disponibilidade desse neurotransmissor nas sinapses.

seu humor, e também o nível de capacidade cognitiva, além de utilizar um mini-inventário do estado mental,[2] puxei vários assuntos diferentes que despertassem a sua atenção e curiosidade. Ela estava melhor do que eu imaginava, mas a constatação de que ainda havia boas reservas de lucidez e organização mental veio com a resposta a uma de minhas perguntas, inserida em nossa conversa:

– Dona Elza, como está sua vida no Residencial?
– A vida no Residencial é como a comida do Residencial: e a comida é sem sal, sem pimenta, sem alho, sem canela. Sem temperos! A vida no Residencial não tem temperos!

[2] O Miniexame do Estado Mental fornece uma avaliação quantitativa de desempenho e capacidade cognitiva do paciente. O teste é útil na avaliação quantitativa da gravidade do prejuízo cognitivo e na documentação em série de alterações cognitivas. Foi elaborado em 1975 por Folstein. É um teste breve e de fácil aplicação clínica.

11
O PROBLEMA É NO AMOR

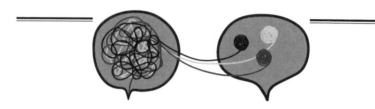

– Doutor, o meu problema está no amor.

Assim Valquíria iniciou a primeira consulta comigo. Ela me procurou por indicação de uma amiga em comum para revisar o seu tratamento psiquiátrico, que estava em curso havia alguns anos em uma clínica de atendimento psicológico.

– Por favor, expõe o teu problema. Me conta a tua história – disse eu, de modo convidativo ao diálogo, em resposta àquela assertiva tão categórica sobre a natureza amorosa dos seus problemas. Sabia que ela estava ali em busca de uma ajuda profissional. Essa busca nem sempre é bem-sucedida, e contar novamente a própria história não é nada fácil ou confortável.

– Eu vinha dizendo para a terapeuta lá da clínica, já há alguns meses, mas ela não me deu bola. Não acreditava em mim. Ela insistia que primeiro era necessário acertar a medicação adequada e depois tudo iria se resolver, inclusive o amor. Como se uma medicação fosse a solução da minha vida. Sinceramente, estou sem esperanças. Abandonei o tratamento porque não acredito mais que eu vá sair desta situação. Já vou lhe dizendo que vim falar com o senhor porque a Joice insistiu muito durante a semana passada. Todos os dias ela me ligou insistindo! É horrível, mas penso em morrer todos os dias. Só consigo ir trabalhar e voltar para casa. Não faço mais nada. Desisti de sair, ir a bares e noitadas esperando encontrar alguém legal. Só tem encontros passageiros! Eu quero um relacionamento! Eu preciso de um relacionamento!

Conjugar o verbo querer no presente do indicativo sinalizou que sua intenção suicida poderia não ser tão grave, apesar de ter tido momentos muito depressivos, quando surgiam as ideias de morte e o desejo de desaparecer para sempre. Valquíria frequentou uma clínica de psicofarmacologia durante quase três anos e, pela sua contabilidade, já havia utilizado oito ou nove antidepressivos diferentes, três estabilizadores do humor, três tranquilizadores maiores, dois indutores do sono e um tranquilizador menor. Foram muitas tentativas. Questionei-a se lembrava de algum medicamento em especial com efeitos mais positivos – em geral os pacientes têm uma boa percepção quando algo lhes faz muito bem ou muito mal. Então ela me respondeu:

– Nenhuma! Até agora nenhuma me ajudou de verdade.

Era um tanto estranho nenhum medicamento ter um efeito ao menos minimamente positivo na vigência de um quadro depressivo da dimensão do que ela apresentava. Além de ter insônia persistente, chorava muito, praticamente todos os dias – mas ela sempre fora uma menina chorona. Apresentava dificuldade de concentração no trabalho, menos prazer nas atividades habituais, o apetite diminuíra, havia emagrecido e estava com aparência de quem se aproximava da magreza extrema, característica da anorexia nervosa.

Era uma mulher de 30 anos, bonita, de estatura mediana para baixa, e o acentuado emagrecimento lhe conferia uma aparência de fragilidade física e emocional. Era inegável tratar-se de um quadro depressivo, refratário às abordagens terapêuticas até então utilizadas. Após três consultas de avaliação, solicitei mais tempo, mais algumas consultas para estudar melhor os motivos pelos quais Valquíria não estava obtendo alívio nos seus sintomas. Ela aceitou, inicialmente meio contrariada e desconfiada:

– Vai ser tudo igual? Vou ter que contar toda a minha história novamente? É uma chatice contar tudo de novo!

Tranquilizei-a dizendo que tínhamos que estabelecer um plano mínimo para ela conseguir melhorar. Não era normal – nem razoável – pensar em morrer na sua situação, e iríamos encontrar uma solução. Iniciei pela indicação de caminhadas diárias de 30 minutos de duração. O que me intrigou é que quando ela foi embora desse último encontro de avaliação, me lembrei de um paciente, de origem argentina, que usualmente usava a expressão em espanhol *"por algo es"*. Usava essa frase ao se referir às próprias motivações mais subterrâneas na gênese de seus problemas e enigmas psicológicos.

E eu? Havia acreditado no diagnóstico amoroso de Valquíria? Por que ela estaria reagindo dessa maneira? Seria mesmo o amor o motivo da enorme aflição que já durava mais de três anos? Seria a solidão em uma cidade grande? Seria mesmo o caso de alguma medicação tirá-la daquele estado? Inadiável mesmo seria uma completa bateria de exames e revisões médicas. O caso de Valquíria era, sem dúvida, um grande desafio.

Os fatos eram complexos na vida passada de Valquíria. Em busca de uma vida melhor, saíra cedo da casa dos pais em uma pequena cidade no interior do Paraná para cursar faculdade em São Paulo. Entre idas e vindas de sua pequena cidade para visitar os pais, as dificuldades normais para se estabelecer profissionalmente pressionavam uma mudança para um centro com mais oportunidades de trabalho. Assim, transferiu-se para Porto Alegre, onde residiam alguns familiares distantes – não ficaria tão sozinha.

As exigências da vida moderna, de dar conta de muitas variáveis, de se manter economicamente independente, empurraram para segundo plano os relacionamentos e a vida afetiva. Em poucas sessões de psicoterapia, observamos que ela não combinava ou não sintonizava com os novos tempos.

– Eu acho que sou antiga! Não funciona para mim. Eu quero ter alguém pertinho de mim todos os dias. Não me sinto bem assim sozinha...

Por algo es não saía da minha mente. Havia aparecido uma pista ou uma luz a indicar um caminho para Valquíria elaborar seu sofrimento na psicoterapia. Admitir que não combinava com relacionamentos rápidos, ou que era "antiga", nas suas palavras, foi um movimento decisivo naquele momento.

Em pouco tempo, a insônia e o emagrecimento melhoraram, quando corrigiu com suplementos de ferro uma anemia diagnosticada pela revisão clínica e, para sua enorme surpresa, o ânimo melhorara com as caminhadas diárias leves de 30 a 40 minutos de duração. Conseguiu modificar sua rotina a partir da organização das caminhadas, e a providencial mudança de turnos no trabalho de enfermeira de UTI contribuiu para uma melhora adicional na qualidade do sono.

Por cautela em relação aos propósitos suicidas, mantive a indicação de um antidepressivo, que também a fazia parar de chorar. A fluoxetina[1] é poderosamente eficaz para interromper as lágrimas. Com a evidente melhora sintomática, houve um grande alívio interno para prosseguir com os esforços necessários aos seus propósitos existenciais e, sobretudo, de acordo com a sua própria intuição terapêutica, encontrar o amor.

A evolução do tratamento de Valquíria, com o passar do tempo, revelou que ela tinha razão. Exatamente como havia anunciado no primeiro momento da primeira consulta, quando solicitei que me relatasse os detalhes do seu problema, a origem do seu quadro depressivo realmente estava no amor. No passado tivera uma paixão, daquelas fulminantes, que durou seis intensos meses:

---

[1] A fluoxetina é um inibidor seletivo da recaptação do neurotransmissor serotonina que atua predominantemente nas sinapses do sistema nervoso central.

– Foi uma verdadeira loucura! O desejo de estar junto parecia irresistível. A atração sexual era permanente! Parecia lua de mel. Eu estava apaixonada e tinha certeza que iria durar para sempre. Eu vivi feliz, nas nuvens! Me desliguei do trabalho e da realidade. Depois desabei num precipício, porque ele foi trabalhar em outra cidade. Visitei-o em uma ocasião, mas ele estava muito diferente, havia se modificado. Não era a mesma pessoa, estava em "outra batida". Não tinha mais futuro nenhum, acho até que já estava com outra namorada.

Quando retornou daquela visita, Valquíria decidiu não se apaixonar nunca mais, iria se tornar uma mulher independente e "durona", seguiria as recomendações da mãe e das amigas de não depender, em absolutamente nada, dos homens. Não haveria mais de sofrer por amor nesta vida. Mas a vida sem amor, para ela, era uma vida sem graça, sem brilho, sem alegrias... Valquíria era romântica!

Foi uma ilusão desesperada acreditar que apenas algum medicamento iria melhorar a sua dor, mas era preferível acreditar nisso a sofrer novamente. Não deu certo. No entanto, ela reconhecia que a insistência na atividade física – as caminhadas diárias de 30 minutos –, assim como o uso mais prolongado da fluoxetina, havia desempenhado um papel importante na sua melhora.

Do mesmo modo que somente os medicamentos não produziram resultados positivos, acreditar em demasia que conseguiria seguir a independência completa preconizada pela mãe e pelas amigas igualmente não funcionou bem na vida pessoal de Valquíria. Ela não era aquela pessoa "durona" que estava tentando ser, como se procurasse uma imagem superidealizada de fortaleza. Prisioneira de um conflito entre uma abordagem e outra, ela ficou consumida pela anemia e pela própria tristeza.

"Por algo es" foi uma bússola psicológica preciosa para acreditar no diagnóstico amoroso de Valquíria. Ela se inclinava mais para as ideias do escritor gaúcho Caio Fernando Abreu sobre encontrar a paz, a segurança e a força no estar junto de alguém, na calma protetora de estar junto do amor. Para Valquíria, a solidão amorosa era por demais insegura e ocasionava um tipo especial de depressão que não se resolve somente com os efeitos psicofarmacológicos do arsenal medicamentoso da psiquiatria atual. Uma reflexão sobre suas características pessoais mais íntimas,

agora sem o peso excessivo dos sintomas depressivos, sem a anemia, sem a sensação de fragilidade ocasionada pela tristeza diária, a encorajou a retomar seus caminhos.

Quando encontrou o amor novamente, em poucos meses se despediu da psicoterapia e da medicação quase que simultaneamente. É um conhecimento muito antigo – e de todas as culturas – que o amor é realmente um ótimo e poderoso agente antidepressivo.

12

O POSTE DA AVENIDA IPIRANGA

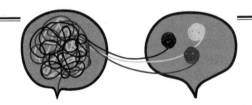

Miguel procurou tratamento psiquiátrico e psicoterápico com queixas objetivas de insônia e desânimo. Esses sintomas já o acompanhavam há vários meses. Às vezes, com maior ou menor intensidade, o desânimo o espreitava e era difícil vencer os desafios da rotina diária. Havia passado seis anos no exterior, trabalhando diligentemente em uma empresa multinacional do ramo automobilístico, o que exigiu um esforço de adaptação acentuado para o seu estilo pessoal mais reservado e discreto.

Ao retornar para o Brasil, tornou-se um executivo requisitado. Durante dois anos viveu o auge profissional. Na sua área de atuação, o nível da cobrança por desempenho é constante, e o peso do estresse cotidiano, cedo ou tarde, cobra um preço excessivamente alto sobre a saúde física e o equilíbrio emocional.

Ainda nas primeiras sessões de tratamento, enquanto investigávamos sua história pessoal e a origem dos seus sintomas, os acontecimentos negativos da sua vida ocorriam em alta velocidade. Perdeu o emprego em uma das diversas crises que atingiram a economia brasileira, sobretudo o seu setor. Como era inclinado a se sentir responsável por toda e qualquer falha, julgava, no seu íntimo, que era um problema dele essa perda no trabalho.

Na sua contabilidade pessoal, sabia que dispunha de recursos econômicos suficientes para sustentar os filhos, um casal de adolescentes de 13 e 15 anos, pelo menos nos próximos 12 meses, o que lhe trazia alguma tranquilidade. O casamento, já em fase de adiantado desgaste desde os anos vividos no exterior, também entrou em crise intensa, e a separação ocorreu de forma veloz. O que era um desânimo de leve a moderado intensificou-se, e o que era uma discreta insônia tornou-se um martírio noturno. Só dormia com medicamentos indutores do sono.

Em pouco tempo, a presença de uma sensação de tristeza, o cansaço, a falta de concentração para tarefas rotineiras, a lentificação psicomotora, associados à falta de energia e à insônia, configuraram um quadro típico de depressão.

A depressão é uma condição heterogênea, que apresenta inúmeras dificuldades, tanto na classificação precisa do diagnóstico como na escolha e eficácia dos melhores tratamentos. Na época do atendimento do caso de Miguel, e ainda atualmente, utilizamos o antigo método de tentativa e erro para a escolha do tratamento. É verdade que o arsenal terapêutico da psiquiatria evoluiu nas últimas décadas, e alguns sintomas podem funcionar como uma verdadeira bússola ao direcionar o tipo de medicamento a ser escolhido. No entanto, apesar de várias décadas de pesquisas de qualidade na psiquiatria, ainda não temos conhecimento suficiente sobre a fisiopatologia da depressão, apenas sabemos que o seu risco é amplamente definido por uma combinação de fatores genéticos e ambientais.

No caso de Miguel, os fatores ambientais preponderantes eram somente as perdas reais? Dados de pesquisas mais recentes sugerem o papel dos acontecimentos adversos e traumas da infância, a presença de processos inflamatórios e disfunções do sistema imunológico na origem dos quadros depressivos. Os sofisticados exames de imagem cerebral atualmente existentes poderão em breve nos trazer informações mais detalhadas sobre os mecanismos cerebrais envolvidos. Na abordagem atual das depressões, o caminho que o psiquiatra clínico percorre é uma tentativa progressiva de personalização de cada caso.

O método principal de tratamento, para a maioria dos casos de depressão, inclui o uso simultâneo de medicamentos antidepressivos e o emprego de psicoterapias, mas vários pacientes permanecem com baixa taxa de resposta ou com a incômoda presença de sintomas residuais, mesmo ante diversas abordagens terapêuticas, e exigem uma série de estratégias e tratamentos adicionais.

O problema principal, no caso de Miguel, era um pensamento negativo que se consolidava e apontava na direção do suicídio como a melhor saída para acabar com aquele sofrimento. Instalou-se na sua mente um pensamento recorrente de ir com o seu automóvel, em alta velocidade, de encontro a um poste situado na Avenida Ipiranga. Sabia o número exato da avenida onde o poste se localizava, na saída de uma curva. Ele conhecia cada detalhe daquela curva e daquele poste, pois se localizava no trajeto para sua residência. Todos os dias ele cruzava com aquele poste e com aquela curva. Era difícil não lembrar da morte de Airton Senna, na saída da curva Tamburelo, a 200 km por hora, no autódromo Enzo e Dino Ferrari, em Ímola, na Itália, em 1994. A morte dele foi uma comoção internacional, e eu recordava essa cena enquanto estava trabalhando com Miguel naquele período.

Tratava-se de uma situação delicada. A família de origem de Miguel residia em outra cidade. Ele estava morando sozinho, a ex-esposa não desejava o menor contato com ele, pois descobrira uma possível traição sua. O contato com os filhos era a única situação que lhe proporcionava um bem-estar interior momentâneo. Além dos filhos, o ponto central de apoio encontrava-se nos poucos amigos – ele sempre fora uma pessoa tímida e fechada –, na psicoterapia e na esperança do efeito farmacológico dos medicamentos. E Miguel era um homem cético em relação a medicamentos.

Em uma mente dominada pela desesperança, com pensamentos negativos em profusão e um quadro clínico de depressão instalado, as pesquisas demonstram a importância da identificação dos fatores de risco e dos fatores de proteção contra o suicídio. Miguel estava abalado com aquela perda recente da posição profissional, do casamento, preocupado financeiramente, ameaçado na sua sanidade mental e sentindo-se impotente ante a falta de energia e vitalidade.

No entanto, mantinha os cuidados básicos com a aparência e a higiene pessoal, estava procurando novos processos seletivos para uma atividade profissional e estava engajado no tratamento. Havia uma ligação afetiva forte com os filhos, e o afeto é sempre um fator de proteção ao suicídio. A história do suicídio de um tio materno era um sinal de perigo. Era um fator de risco importante, pois o suicídio tem um componente genético associado, assim como várias outras condições médicas.

Nesse contexto depressivo, com a presença de ideias de suicídio, vieram à tona em nossas sessões de psicoterapia os sentimentos guardados e represados em relação à morte prematura do pai, ocorrida alguns meses antes da partida de Miguel para o exterior. Talvez a ida para o exterior, na época, tenha sido a melhor saída encontrada para enfrentar essa perda. O refúgio no trabalho, às vezes, é uma ótima fuga para não sermos apanhados pelo sofrimento ocasionado pela morte de pessoas significativas.

Sem aviso prévio, o pai, também chamado Miguel, foi acometido de um infarto agudo do miocárdio e morreu, aos 71 anos, antes de chegar ao hospital. O Dr. Miguel era uma figura política de destaque na pequena cidade em que morava, e o filho estava havia alguns meses sem visitá-lo. Miguel vivia consumido por suas próprias exigências, que não eram pequenas, e pelas cobranças cada vez maiores de uma empresa multinacional. Sobrava pouco tempo para ele e as outras atividades da vida. Conversava com seu pai somente uma vez por semana ao telefone. O pai sempre fora o principal conselheiro e amigo nos momentos difíceis – fazia uma falta enorme naquele momento de depressão e vontade de morrer. Morrer, para Miguel, significava encerrar um sofrimento psíquico quase insuportável e se encontrar simbolicamente com seu pai.

Na juventude, Miguel levava uma vida mais livre, dedicada ao esporte, ao surfe e ao amor pelo mar. Fantasiava residir próximo ao mar, mas a vida o conduziu por outros destinos, e ele se afastou de si mesmo. Havia uma espécie de remorso e sentimento de culpa por ter abandonado sua essência pessoal. A inclinação a se sentir responsável em demasia por situações comuns na vida seria um traço ou uma tendência depressiva em sua personalidade? A timidez e ser mais fechado ou introvertido seria a manifestação de um quadro depressivo com início na infância? Será que ele cometeria mesmo o suicídio? Será que o tratamento seria eficaz? Esses questionamentos fazem parte da mente dos profissionais e precisamos enfrentá-los constantemente.

Em algumas semanas eu o via três ou quatro vezes. Nessa época já existia o contato por mensagens de celular, e o nosso código para determinar a gravidade da sua depressão sempre foi a intensidade da atração exercida pelo poste da Avenida Ipiranga.

O efeito farmacológico dos antidepressivos é decisivo em um tratamento psiquiátrico nessas circunstâncias. Naquela época, a psiquiatria havia evoluído, e era gratificante oferecer alternativas sólidas aos pacientes e ter um mínimo de segurança de que, se o esquema fosse seguido à risca, o suicídio tinha muitas chances de ser evitado. Receitei para Miguel metilfenidato,[1] para ajudá-lo a ter energia durante o dia, e mirtazapina,[2] que tem efeito antidepressivo, sedativo e o ajudaria a dormir melhor. Era uma combinação eficiente, que poderia apresentar uma ação rápida e retirá-lo daquele quadro. As suas chances de melhora com essa medicação eram de 40 a 50%. De cada dois casos, um apresenta bons resultados.

De fato, a combinação de medicamentos se revelou satisfatória, e Miguel melhorou no decorrer de algumas semanas. Pelo menos havíamos saído da zona cinzenta e escura, de maior risco. A tensão durante as sessões de terapia diminuiu. Percebia-se na sua expressão corporal e facial sinais de alívio. E o alívio é a expressão direta da diminuição do sofrimento.

A atração pelo poste da Avenida Ipiranga estava desativada, e a psicoterapia prosseguia, agora em um ritmo menos urgente. Em pouco tempo Miguel encontrou outra atividade profissional na sua área, e tornara-se um pouco menos exigente consigo mesmo. No entanto, no universo psicológico da vida de Miguel, novos problemas ainda estavam para surgir. Alguns meses mais tarde, após um ano do início do tratamento, ele começou um relacionamento amoroso com uma mulher bem mais jovem.

Passados os primeiros tempos, terminada a fase da paixão, a namorada revelou-se uma mulher excessivamente ciumenta, mas Miguel estava apaixonado, e o amor, com seus mistérios habituais, segue caminhos sofisticados e insondáveis. Sua vida foi virando novamente um tormento, e eu presumia que era somente uma questão de tempo para o poste da Avenida Ipiranga voltar a se iluminar e atrair a atenção de Miguel.

Não estava enganado. Na medida em que o relacionamento amoroso seguia uma correnteza interminável de brigas agressivas por ciúme, que ainda durariam quase um ano, a depressão de Miguel foi progressivamente retornando, e, dessa vez, os pensamentos suicidas surgiram com maior intensidade. A depressão, em muitas pessoas, costuma apresentar recaídas e se tornar recorrente. No caso de Miguel, havia ainda a particularidade do pensamento suicida, que se expressava na atração pelo poste da Avenida Ipiranga

---

[1] O metilfenidato é utilizado no tratamento do transtorno de déficit de atenção/hiperatividade (TDAH) para melhorar a atenção e a concentração. Também é utilizado para melhorar a resposta antidepressiva.
[2] A mirtazapina é um antidepressivo que tem ação nos receptores noradrenérgicos, serotonérgicos e muscarínicos. A ação nestes últimos é responsável pela sedação.

Nessa ocasião, os sintomas depressivos de Miguel foram menos paralisantes que no início do tratamento. A ansiedade decorrente da consciência de que aquele relacionamento não tinha um futuro plausível era o que predominava no quadro, mas a luz no poste da Avenida Ipiranga se acendera novamente.

Eu ficara sabendo, fazia poucos dias, que um antigo paciente havia cometido suicídio. É sempre um choque, acompanhado por uma sensação de fracasso que invade a alma. E é sempre triste enfrentar essa circunstância. O suicídio consumado é um sinal de que o sofrimento venceu a batalha contra as alternativas de seguir existindo na vida. Muito frequentemente está associado ao uso de álcool e drogas, que alteram a química cerebral. Era o caso desse antigo paciente.

O suicídio é um dos atos mais dramáticos do comportamento humano, derivado de uma complexa interação de fatores biológicos, psicológicos, sociais, culturais, filosóficos e ambientais. Não é uma tarefa fácil explicar por que algumas pessoas decidem cometer suicídio, enquanto outras em situação similar ou até mesmo pior não o fazem.

O suicídio é um fenômeno tão complexo na existência humana que é alvo de estudo de várias disciplinas diferentes, como a psicologia, a sociologia, a antropologia, a teologia, a filosofia e a medicina. A psiquiatria é o ramo específico da medicina que se ocupa do tratamento dos pacientes com risco de suicídio, e o alvo principal dos psiquiatras é a identificação das doenças mentais a ele associadas. As pesquisas nessa área estimam a presença de doenças mentais em até 90% dos casos. No caso de Miguel, tratava-se de uma depressão, e ele precisava conversar e enfrentar suas ideias de suicídio.

No dia a dia de um tratamento psiquiátrico, é impossível não se preocupar com um paciente suicida. A mobilização emocional dos profissionais para tentar evitar esse desfecho trágico é associada a ansiedade e muita preocupação. Porém, existe o aspecto positivo quando conseguimos não nos paralisar pela intensidade da pressão e da ansiedade. É necessário agir, ou, pelo menos, tentar agir.

Sugeri a Miguel chamarmos um familiar, talvez fazer uma hospitalização por alguns dias, intensificar a atividade física. Ele aceitou a companhia de uma irmã durante os fins de semana. Sugeri não se afastar dos filhos e dos amigos, pois, nesses momentos, o isolamento afetivo e social é parte da gravidade do quadro depressivo e, consequentemente, eleva o risco de suicídio. Aumentamos as doses diárias de antidepressivo, com a sobreposição de um ansiolítico. Consultas e revisões mais frequentes foram uma imposição durante algumas semanas, e as mensagens pelo celular nos possibilitavam uma monitorização quase diária do seu quadro. A tecnologia é uma vitória da civilização e, se bem empregada, pode reduzir, sim, o risco de suicídio de um paciente. Nesses casos, o contato direto é efetivo e preventivo, e eu insistia em falar sobre o poste da Avenida Ipiranga. Em resumo, era um cuidado a mais.

Nessa ocasião, a melhora foi mais demorada, pois Miguel precisava de mais tempo para se conformar com o fato de que sua tentativa de relacionamento com a namorada mais jovem não tinha futuro além de uma vida de brigas quase diárias e atritos intermináveis devido ao ciúme. Ele se convenceu do tamanho da complicação quando percebeu que era impossível conciliar o convívio dos filhos com a namorada. Miguel era uma pessoa sensível às perdas. Seria insuportável perder o convívio com os filhos. Contudo, mais uma vez, ele apresentou uma resposta favorável à psicoterapia e ao tratamento farmacológico e melhorou da sua depressão suicida.

Miguel continuou apresentando boa resposta nos três anos seguintes, já sem o uso da medicação antidepressiva. Seguia usando o metilfenidato, pois se evidenciou que ele apresentava um grau leve de transtorno de déficit de atenção/hiperatividade (TDAH). Quando estávamos conversando sobre a conveniência de receber alta em breve, ele me relatou que iria a Salvador (BA) para uma feira da indústria automobilística. Estava pensando seriamente em prolongar a viagem até Fernando de Noronha, um verdadeiro paraíso brasileiro de beleza natural e águas cristalinas, adorado pelos surfistas, para surfar as ondas com que sonhara na adolescência. Talvez os filhos conseguissem acompanhá-lo. Seria realmente a concretização de um sonho!

Miguel recebeu alta no retorno da viagem a Fernando de Noronha. Além de promover melhoras nos sintomas, acho que a psicoterapia o ajudou a se reencontrar com seu passado, ao menos parcialmente. Tenho notícias dele com alguma regularidade, e com relativa frequência o encontrava durante os fins de semana, com bom aspecto geral e ótima vitalidade, realizando suas caminhadas e corridas nos parques que frequentamos na cidade. Sem que nos déssemos conta, o tratamento dele durou mais de seis anos desde a primeira crise. Na sua mente, até a nossa última revisão, a luz do poste da Avenida Ipiranga, localizado na saída de uma curva, seguia apagada.

13

I AM A PEOPLE PERSON

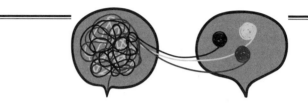

Quando lhe perguntei como era o seu jeito de ser, o seu estilo ou algo que chamava atenção entre as suas características, Dona Laura utilizou a seguinte expressão:

– *I am a people person!*

E ela era, justamente, professora de inglês em uma escola tradicional da sua cidade, onde lecionava essa disciplina há quase 40 anos. E depois me explicou o significado, para ela, da expressão:

– Sempre gostei de conversar com qualquer um, em qualquer lugar e sobre qualquer assunto. Desde menina, lá no meu lugar, sempre fui uma pessoa popular. E eu gosto mesmo é de uma conversinha amena. Me faz um bem!

14

BLOQUEIO NO ESTACIONAMENTO

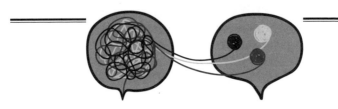

Dona Lia procurou ajuda aos 70 anos, após se convencer de que aquilo que vinha sentindo há muito tempo realmente eram sintomas de um quadro depressivo. Os sintomas já se mostravam havia alguns anos, e os sinais mais recentes eram muito sugestivos do quase completo desinteresse por atividades que sempre lhe foram interessantes e prazerosas. Não lia mais jornais e livros com o mesmo interesse, assistia cada vez menos às novelas e pouco saía a passear como antigamente. Somente a música lhe proporcionava algum conforto, e acompanhar os jogos de futebol de seu time do coração, de preferência pelo rádio, trazia alguma emoção. No entanto, ela não aceitava a depressão sem revolta; era inadmissível uma pessoa como ela estar naquela situação.

Ao descrever mais detalhadamente a sua história e a origem dos sintomas, Dona Lia afirmava que jamais perdoaria seu marido, que falecera há mais de 15 anos, deixando-a sozinha, com um peso enorme no coração e ainda a responsabilidade de cuidar dos filhos menores e dos negócios. Era uma mulher altiva, elegante, de opiniões próprias – uma personalidade forte, diziam seus familiares e amigos próximos. Orgulhosa das conquistas pessoais e da qualidade de vida que atingira com o marido, não se perdoava por estar naquele estado psicológico de desinteresse e desânimo.

Após a morte inesperada do marido por um infarto cardíaco extenso e fulminante, soube conduzir a empresa familiar com cautela profissional e prudência financeira. No entanto, desde então, passou a apresentar instabilidades no humor, períodos de maior tristeza, inicialmente muito discretos, mas progressivamente mais intensos e com maior duração. O que era uma tristeza normal tornou-se um quadro depressivo acompanhado de ansiedade, irritabilidade e insônia. E os últimos dois anos a encontraram mais reclusa, preferindo o isolamento ao contato com as pessoas.

> – A solidão me faz mal, mas não tenho vontade de ir a nenhuma festa. Logo eu, que sempre fui uma pessoa festeira!

Desejava sair daquela situação o mais rápido possível – "de preferência hoje mesmo" –, e de imediato aceitou ser medicada. Também concordou, mesmo bastante contrariada, com a possibilidade de realizar psicoterapia semanal, com o objetivo de abordar um perdão interno ao marido, que, apesar de falecido havia muitos anos, estava muito vivo em suas lembranças e provocava sentimentos conflitantes de considerável intensidade. Ao final da avaliação, combinamos as rotinas de avaliações médicas necessárias e uma avaliação neurológica completa. A princípio, as avaliações não revelaram intercorrências. Estava em boas condições de saúde física.

O primeiro ano de tratamento foi difícil. As alternativas farmacológicas tentadas obtinham êxito apenas de discreto a moderado e não produziam uma estabilidade no humor. Porém, a insistência foi recompensada, e, finalmente, encontramos um medicamento antidepressivo que lhe restabeleceu grande parte do prazer de antigamente:

> – Não estou ainda 100%, mas já estou bem melhor. Acho que estou perto de uns 80%. Já penso até em fazer viagens novamente. E para bem longe! É um bom sinal, fazia muito tempo que nem pensava nisso. Foi de fato um progresso –

me disse Dona Lia em um dos encontros semanais da época. Marcou a data da viagem! Iria para Portugal. Era um sonho antigo visitar a terra de alguns dos seus antepassados.

Após alguns meses, ela realizou a viagem programada e sentiu-se revigorada, quase como antigamente, dizia, com a independência habitual que a caracterizava e tanto apreciava. Durante os dois anos seguintes à viagem o quadro depressivo permaneceu relativamente estável. Em alguns períodos a tristeza reaparecia com suas cores escuras e a sensação da alma aprisionada. Dona Lia tornara-se mais emotiva, chorava com mais facilidade, mas não retornava àquela tristeza e ao isolamento que motivaram a procura de tratamento.

Às vezes se queixava de que não era a mesma pessoa, não encontrava respostas tão rápidas, nem tinha a memória "afiada" como de costume. Relatava preguiça para resolver problemas simples de serem equacionados. Nova bateria de exames médicos e neurológicos não constatou maiores problemas cognitivos. Ela era inteligente e se saía bem nos testes neuropsicológicos.[1]

Seriam sintomas residuais do quadro depressivo? Havia indicativos de que sim. Seriam sinais de um transtorno cognitivo leve? Igualmente havia indicativos de que sim. Seriam já sequelas discretas de isquemias imperceptíveis aos exames de imagem cerebral da época? Apesar das dúvidas, a equipe médica optou por medicá-la na tentativa de conter possíveis danos à cognição e observar mais algumas semanas para estabelecer novas condutas. Algo estava diferente na sua fisionomia, e eu não conseguia precisar o que era. Definitivamente, algo se modificara no seu modo elegante habitual e também no seu olhar.

Algumas semanas depois dessa reunião médica entre neurologista, psiquiatra e clínico, em uma consulta no meio da tarde, ela entrou afobada no consultório. Encontrava-se ansiosa, inquieta e visivelmente confusa. Pedi que se acalmasse e relatasse o que estava ocorrendo:

---

[1] Realizada em 4 a 8 sessões, a avaliação neuropsicológica é um procedimento que inclui entrevistas clínicas e uso de instrumentos neuropsicológicos (testes) para investigar possíveis alterações cognitivas e comportamentais associadas a lesões ou disfunções cerebrais.

– Não consegui estacionar o carro! Me deu uma coisa! Parei, fiquei bloqueada.
– Calma! Me explica melhor, disse em seguida, procurando compreender o que ocorrera.
– Não sei! Não consegui! – disse ela, irritada comigo, como se eu a estivesse contrariando.

Dona Lia se encontrava, naquele momento, realmente muito assustada.

– Calma! – Eu insisti com ela para que me contasse tudo bem devagar.
– Deixei o carro atravessado, ele não ia nem pra frente e nem pra trás.
– E aí? O que aconteceu?
– Lembrei de ti! Fechei o carro e vim te pedir ajuda!
– Acalme-se, vamos dar um jeito nesta situação. Eu vou ali, manobro o carro e depois a gente acha uma solução. Eu levo a senhora para casa. Tudo vai se resolver bem, acrescentei para tranquilizá-la.

O estacionamento se localizava em um terreno muito próximo do consultório, a 30 metros de distância, quase ao lado. Havia um pequeno aclive ao longo do terreno, mas era espaçoso e de fácil manobra para os motoristas. Quando cheguei, o funcionário me explicou que Dona Lia entrara em pânico e não houve jeito de conseguir estacionar corretamente o automóvel na vaga. Além de tudo, alterada, recusou-se a aceitar ajuda para estacionar ou deixar a chave com ele. Estacionei o monza verde musgo de Dona Lia, comprei uma água gelada na fruteira da esquina e voltei ao consultório. Era verão e fazia muito calor. Dona Lia agradeceu a água e, mais calma, reafirmou que não sabia o que tinha ocorrido.

– Não sei. Só sei que não ia conseguir estacionar o carro. Me deu um bloqueio! Um bloqueio no estacionamento!
– Pode ter sido o excesso de calor que lhe provocou um mal-estar, eu lhe disse de modo a suavizar o embaraço da situação e trazer um pouco de alívio para Dona Lia. A sensação de perda abrupta da preciosa autonomia fora terrível para ela. Era uma mulher muito orgulhosa de si mesma e

dirigir o seu monza significava, além de prazer, uma independência e autonomia muito apreciadas e valorizadas ao longo da vida. Gostava muito de se sentir independente. Ela já era, à época, uma mulher moderna – empoderada!

O episódio no estacionamento trouxe à superfície a possibilidade de que um transtorno cognitivo leve tivesse evoluído para algo mais significativo, e os meses seguintes logo evidenciaram que as perspectivas não seriam das melhores. Foi novamente realizada uma bateria de exames médicos e neurológicos que, dessa vez, apontaram um processo de declínio cognitivo em um estágio mais avançado.

A evolução da patologia foi surpreendentemente rápida. Em pouco tempo as limitações cognitivas construíram uma trajetória de perda das capacidades mínimas necessárias para que Dona Lia tomasse conta dela mesma. Tarefas simples do cotidiano tornaram-se complicadas. O quadro tornou-se dramático. Ela perdera completamente a autonomia. O caminho pela frente seria a inevitável solidão na ausência das lembranças, a possibilidade de institucionalização e, fatalmente, a completa dependência.

Entretanto, em poucas semanas, uma parada cardíaca, enquanto dormia, foi uma redenção para quem fora acometida por uma condição que lhe roubava toda e qualquer possibilidade de independência e qualidade de vida.

15

ESTOU O FINO

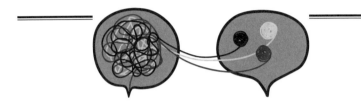

A expressão "o fino" tem vários significados na língua portuguesa, mas para Dona Dalva era sinônimo de elegância e delicadeza, de algo não vulgar, que expressava bom gosto ou bem-estar. Dona Dalva era da década de 1920 e já estava com 78 anos quando buscou auxílio para melhorar a resposta terapêutica da sua medicação psiquiátrica. Realizava tratamentos para quadros depressivos havia muitos anos. Seu caso ilustrava a evolução da psiquiatria moderna. Nos anos 1950, frequentou um *spa* em Campos do Jordão durante três meses para se recuperar de um episódio de depressão. Era uma prática comum naqueles tempos. Anos mais tarde se submeteu a uma novidade chamada "sonoterapia", com um médico que se especializara na Alemanha. Igualmente apresentou bons resultados. Dona Dalva sinalizava que tinha conhecimento suficiente sobre si mesma e sabia ser capaz de apresentar uma resposta mais favorável ao seu tratamento.

Quando me procurou, encontrava-se em um novo episódio depressivo e absolutamente nada satisfeita:

– Eu utilizo muitos remédios e não estou boa, não me sinto bem. Acordo sem forças, tenho ansiedade e, às vezes, sinto um pouco de raiva do meu marido (que na época estava com 88 anos). Me sinto um pouco melhor durante a tarde, quando saio de casa para dar minhas voltas pelo centro da cidade e encontro as amigas. Esses remédios são uma verdadeira porcaria! Já experimentei quase todos!

Estava decepcionada com a ineficácia dos medicamentos que estava utilizando nos últimos anos e também queixosa da quantidade de efeitos colaterais, que, de fato, eram desagradáveis. Após um bom período livre dos sintomas depressivos, a ação farmacológica perdeu a eficácia de uma forma surpreendente. Amanheceu diferente e assim permaneceu. Era como uma máquina cujo interruptor fora desligado. Tratava-se do sintoma *on-off*, observado mais frequentemente em quadros depressivos do espectro das oscilações de humor de um tipo particular de bipolaridade. Nessa ocasião, o esquema psicofarmacológico que utilizava era constituído de um anticonvulsivante, como estabilizador do humor (carbamazepina,[1] 600 mg ao dia), um antidepressivo (fluoxetina,[2] 20 mg ao dia) e um ansiolítico (cloxazolam,[3] 1 mg ao dia).

Os episódios de raiva do seu marido eram algo antigo, como um casamento de mais de 50 anos. Havia períodos de maior ou menor raiva. Era algo conhecido de Dona Dalva. Quando estava depressiva, ela se irritava com seu "velho" por nada ou quase nada. Na verdade, mesmo, estava preocupada, pois a saúde dele piorava a passos cada vez mais largos. Há alguns meses, sofrera uma queda ao descer de um táxi em dia bem chuvoso, quando a sabedoria recomendava permanecer no conforto do lar. Ele era teimoso e não cedia aos apelos dela. As quedas de pessoas idosas são um problema comum, e só trazem mais problemas.

---

[1] A carbamazepina é um dos principais medicamentos utilizados no tratamento da epilepsia e na dor neuropática. Tem sido empregada no transtorno bipolar, sobretudo para controlar sintomas da fase maníaca. Seu mecanismo de ação envolve o bloqueio dos canais de sódio e a inibição do glutamato.
[2] A fluoxetina é um antidepressivo inibidor seletivo da recaptação do neurotransmissor serotonina que atua predominantemente nas sinapses do sistema nervoso central.
[3] O cloxazolam é um benzodiazepínico potente, com início de ação rápido. Tem eficácia ansiolítica e é considerado um bom sedativo. Sua ação é sobre o neurotransmissor inibitório do sistema nervoso central, o ácido gama-aminobutírico (GABA).

Revisando sua história e todos os tratamentos realizados até então, encontramos uma senhora de 78 anos, lúcida, coerente, com pensamento organizado, juízo crítico preservado e a presença de alguns episódios depressivos no passado que sempre responderam aos tratamentos preconizados. Observando a lista de remédios já utilizados, julguei ser válida uma experiência com o uso de lítio,[4] apesar de ela não apresentar características de oscilação de humor clássicas. A singularidade que sugeria o uso de lítio, no seu caso, era o modo como se depreciava intensamente nesses períodos depressivos. Declarava-se uma pessoa "fraca", não admitia ser daquele jeito. No seu severo tribunal interior, era julgada e condenada – sempre por ela mesma – a penas psicológicas excessivamente elevadas e, sobretudo, desproporcionais. O resultado era negativo: ansiedade, tristeza, ruminações obsessivas e depressão. E o pior eram os sentimentos de culpa exagerados.

Ao final da nossa avaliação, na segunda consulta, abordei a nova proposta:

– Dona Dalva, nós vamos usar um remédio que a senhora ainda não utilizou. O lítio pode lhe ajudar e, se der certo, a senhora ainda vai poder diminuir todos os outros remédios. O que lhe parece?
– O senhor é quem sabe. A minha sobrinha, a Madalena, me disse que o senhor acertaria comigo. Eu disse a ela que não acreditava mais que melhoraria, mas ela insistiu comigo, insistiu muito e disse que daria certo.
– A sua sobrinha é muito otimista, e além disso é muito minha amiga, mas nós vamos trabalhar para dar certo.

O lítio foi um sucesso para Dona Dalva. Ela estava incluída no seleto grupo de no máximo 30% dos pacientes cujos sintomas apresentam uma resposta completa ao medicamento. Na linguagem psiquiátrica, ela apre-

---

[4] O lítio é um elemento sólido (número atômico 3, peso atômico 6,94), membro do grupo 1a dos metais alcalinos, junto com sódio, potássio, rubídio, césio e frâncio. A história moderna do uso de lítio como estabilizador do humor na psiquiatria se inicia em 1949, quando John Cade observa efeitos em pacientes maníacos. Do período de 1954 até 1970, vários estudos confirmaram o efeito do lítio em relação a episódios agudos de mania e na profilaxia de novos episódios da doença maníaco-depressiva. É um medicamento amplamente utilizado na psiquiatria.

sentava remissão completa dos sintomas depressivos. Aplicamos algumas escalas consagradas para aferir sintomas residuais e ela praticamente zerava qualquer escala de depressão. Ela estava feliz da vida! E eu também!

Inicialmente, Dona Dalva frequentou meu consultório uma ou duas vezes ao mês e depois uma ou duas vezes ao ano. Ela me enviava notícias por meio de telefonemas e recados por alguns familiares e pela sua sobrinha. Avisou-me da morte do seu marido. Apesar da perda afetiva e da tristeza e do luto normais, seguiu evoluindo muito bem. Num piscar de olhos se passaram dez anos, e aos 88 anos, após algumas complicações médicas decorrentes de uma cirurgia, ela ficou com medo de apresentar novamente uma recaída da depressão e marcou consulta.

> – Dr. Fernando, estou com medo. Será que vou ter depressão novamente?

Tranquilizei-a, mas combinamos que deveria tirar uma folga do lítio para não agravar problemas renais que já estava apresentando havia algum tempo.

> – Mas o que o senhor vai colocar no lugar do lítio?
> – Vamos tentar algum outro antidepressivo. A senhora vai utilizar à noite um antidepressivo chamado mirtazapina, o que vai ajudá-la a dormir melhor.

Passados alguns meses, Dona Dalva retornou para uma consulta e, ainda de pé na sala de espera, foi me avisando:

> – Vou retornar para o lítio! Não estou com depressão, mas não estou boa como antes! Prefiro viver menos! Estou dormindo melhor como o senhor me disse na última consulta, mas vou voltar para o lítio. Nem adianta tentar me convencer com esse jeito calmo de falar com a gente. O senhor não vai mudar a minha cabeça nesta idade.

Após uma árdua negociação, ela aceitou minhas ponderações e combinamos que usaria somente a metade da dose anterior. Poucas semanas depois, ela deixou o seguinte recado na secretária eletrônica:

– Dr. Fernando, estou o fino! Pareço um figurino! Fiquei boa novamente. Não largo a minha metade do lítio nunca mais.

Nos anos seguintes, eu mantinha algum contato eventual com Dona Dalva, em geral por telefone. Ou eu ligava para ter notícias, ou ela me ligava para contar alguma coisa. Seguia evoluindo muito bem. Até que um dia nos encontramos em uma ocasião social e ela já saiu me avisando:

– Continuo com seus remédios: meio comprimido de lítio de 450 mg e um comprimido de Remerom de 15 mg. O meu clínico ou a minha sobrinha providenciam as receitas. Assim eu não o incomodo. O senhor não vai mudar a medicação agora que estou com quase 99 anos, vai? Daqui a duas semanas vou fazer 99 anos!

– Vou lhe telefonar para lhe dar os parabéns! Já é uma vitória chegar nesta idade tão bem como a senhora se encontra. Era impressionante o bom astral que irradiava, a lucidez e a organização mental!

No dia do seu aniversário de 99 anos, conforme o combinado, lhe telefono:

– Parabéns, Dona Dalva!
– Muito obrigado! O senhor é um dos culpados por eu estar aqui! O meu lema agora é: rumo aos 100 anos!

Em maio de 2020, Dona Dalva completou 100 anos.
"Estou o fino, pareço um figurino." É uma expressão inesquecível!

16

SAI DE FININHO

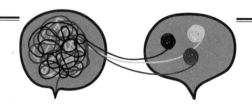

O caso "Sai de fininho" descreve a história do tratamento de um paciente no período de tempo compreendido entre 1980 e 2020. Os acontecimentos desses 40 anos de evolução que serão resumidamente descritos também ilustram um pouco do panorama das transformações ocorridas no cenário da psiquiatria ao longo de quase meio século como especialidade médica e suas consequentes repercussões em termos de alternativas de condutas psicofarmacológicas e novas possibilidades terapêuticas.

Jorge Alberto apresentou episódios de agitação, agressividade e alucinações auditivas, associados a um quadro de intensa desconfiança, que ocasionaram duas internações no Hospital Psiquiátrico São Pedro, em Porto Alegre, a primeira em 1979, aos 27 anos, e a segunda em 1980, aos 28 anos. O quadro psiquiátrico era muito semelhante ao apresentado por seu pai anos antes, com a diferença de que as crises do pai eram acompanhadas de sintomas como muita agressividade, desconfiança extrema e excessivo isolamento social, que ocasionaram inúmeras e frequentes admissões no mesmo hospital (até duas ou três vezes por ano).

Jorge Alberto recebeu o mesmo diagnóstico do seu pai: esquizofrenia paranoide. Nas duas hospitalizações, o tratamento farmacológico com os tranquilizantes maiores clorpromazina[1] e haloperidol,[2] os principais medicamentos dessa classe utilizados à época, foi suficiente para a remissão quase completa dos principais sintomas psiquiátricos que o afastavam da realidade e o mantinham prisioneiro da sensação desconfortável provocada pelas ideias de desconfiança.

Entre 1965 e 1970, foi realizado o famoso estudo US-UK Cross-National Project, que promoveu uma série de comparações entre o diagnóstico e a psicopatologia da esquizofrenia e os transtornos maníaco-depressivos nos hospitais públicos nas cidades de Londres, na Inglaterra, e Nova York, nos Estados Unidos. Três estratégias gerais foram adotadas na realização desse estudo: entrevistas semiestruturadas com pacientes hospitalizados com idades entre 20 e 59 anos, observação de fitas de vídeo por amostras de psiquiatras e exame sistemático dos registros de casos.

Os resultados mostraram que os diagnósticos hospitalares de rotina foram baseados em critérios diagnósticos diferentes nos dois países, e esse foi o motivo das diferenças transnacionais relatadas no momento da admissão dos pacientes nos locais estudados. A partir do estudo, foi desenvolvido um método para fazer diagnósticos internacionalmente confiáveis.

O estudo demonstrou que os Estados Unidos diagnosticavam maiores taxas de esquizofrenia que o Reino Unido. O hospital psiquiátrico onde Jorge Alberto e seu pai foram hospitalizados, em Porto Alegre, seguia os mesmos critérios diagnósticos dos Estados Unidos, e não os da Inglaterra. Logo, nós diagnosticávamos muito mais esquizofrenia do que psicose maníaco-depressiva.

Os anos seguintes assistiram a uma progressiva e substantiva redefinição das classificações diagnósticas internacionais, que passaram a ser baseadas

---

[1] A clorpromazina foi o primeiro medicamento que se revelou eficaz em reduzir ou eliminar sintomas psicóticos, no início da década de 1950. É um fármaco tranquilizante maior clássico, ou típico, cuja eficácia foi largamente comprovada no tratamento de psicoses breves, esquizofrenia, mania aguda, depressão grave, transtorno delirante, psicoses na infância e agitação psicomotora em retardo mental. A utilização psiquiátrica da clorpromazina significou uma mudança de paradigma no tratamento dos doentes mentais.
[2] O haloperidol é um antipsicótico de alta potência do grupo das butirofenonas. Foi desenvolvido no final da década de 1950, e sua eficácia foi amplamente estabelecida, tanto nos tratamentos agudos como na terapia de manutenção de pacientes esquizofrênicos, com outras psicoses e quadros delirantes.

em critérios diagnósticos operacionais e um pouco mais delimitados. Essa mudança no campo psiquiátrico teve repercussão clínica e acadêmica, com impacto tanto na área da pesquisa quanto na área clínica, nos tratamentos e condutas terapêuticas.

Começar a atuar em psiquiatria nesse contexto era interessante e muito estimulante. Significava ingressar em um universo de doenças cujo principal tratamento ainda era o confinamento em hospitais psiquiátricos clássicos – os famosos hospícios ou manicômios –, com doentes em excesso nas enfermarias lotadas e tratamentos de alcance limitado ou, em alguns casos, até mesmo escassos. A atmosfera de mudanças naquele universo proporcionava um grau de expectativas e esperança em mais descobertas científicas e, com elas, um futuro menos sombrio para os pacientes.

Ainda em 1980, durante o seguimento ambulatorial, ante a presença de um quadro de desânimo e falta de energia para atividades cotidianas que se tornara praticamente permanente, o diagnóstico de esquizofrenia de Jorge Alberto foi revisado e modificado para psicose maníaco-depressiva. Detalhes da sua história configuravam com nitidez alguns períodos bem delimitados de alta energia e excitação em oposição a períodos de baixa, como o que estava atravessando naquele momento. Não havia mais dúvida e, portanto, o diagnóstico realizado durante as hospitalizações estava equivocado.

Atualmente, a antiga doença maníaco-depressiva é classificada como transtorno bipolar do humor. Essa decisiva revisão do diagnóstico foi acompanhada de uma mudança no tratamento, com a introdução do uso de lítio no esquema terapêutico.

É necessário registrar que esse foi um momento importante, tanto para mim quanto para o paciente. Assustado com a perspectiva que estava se delineando nos dois últimos anos de seguir os passos e a trajetória do pai e a possibilidade de apresentar múltiplos episódios sintomáticos nos quais fossem necessárias novas hospitalizações, Jorge Alberto tornou-se assíduo às consultas de acompanhamento no período pós-alta, que ocorriam com frequência semanal.

Em paralelo, para mim houve uma modificação de paradigmas em relação aos diagnósticos psiquiátricos, a partir do surgimento das novas concepções nas classificações diagnósticas e, com isso, em relação aos tratamentos propriamente ditos. Na época, a expectativa com o uso de lítio era elevada. Uma parcela grande de pacientes apresentava excelente evolução, com o quase completo alívio dos sintomas e o consequente restabelecimento das atividades cotidianas. Algumas pessoas simplesmente voltavam à normalidade! De modo geral, o entusiasmo contaminava o meio médico e o meio psiquiátrico.

Esse clima de estudo do diagnóstico e otimismo provavelmente influenciou de forma positiva o vínculo em desenvolvimento entre paciente e psiquiatra/terapeuta. Desde o início, ainda durante sua estada no hospital, estabelecemos boa relação e aliança terapêutica. Apesar de algumas queixas de que eu não o escutava como ele desejava em algumas consultas e de que eu parecia estar mais interessado na sua doença e nos remédios, Jorge Alberto passou a depositar confiança no seguimento do nosso trabalho. Creio que a sombra da evolução desfavorável da doença do pai representava um fator adicional no vínculo e na terapia comigo.

Assim, a mudança do diagnóstico e a introdução de um novo tratamento, que o pai nunca havia utilizado, impregnavam positivamente o panorama de expectativas terapêuticas. Também existiam algumas afinidades pessoais que nos aproximavam, como a nossa idade, o fato de termos estudado na mesma universidade, termos frequentado os mesmos eventos culturais – e a cultura aproxima as pessoas –, enfim, sermos próximos socialmente.

A evolução de Jorge Alberto com o uso do lítio entre 1980 e 1990 foi parcialmente favorável. Nunca mais ele apresentou uma crise de grave agitação e também não foram necessárias novas hospitalizações psiquiátricas, diferentemente da história do seu pai ao longo da evolução da doença. Sem dúvida, apesar de parcial, já era um resultado muito positivo. Por sua vez, o quadro de humor insistia teimosamente em permanecer oscilando para baixo – para o polo depressivo.

Jorge Alberto continuava se queixando de um determinado grau de desânimo, aparente em sua fisionomia e expressão facial, e simultaneamente experimentava menos prazer nas suas atividades habituais. Não apresentava ansiedade, nem agitação, mas, como havia sido produtor cultural antes da primeira hospitalização, a diminuição de energia impedia totalmente o exercício profissional de modo adequado e eficiente. Como consequência, um dos temas recorrentes das nossas consultas era pensar sobre alternativas profissionais.

Em síntese, o seu tratamento até aquele momento, mesmo que apenas com uma resposta parcial, era satisfatório, e ele não evoluíra com a cronicidade associada às sequelas emocionais e comportamentais, como o afeto embotado, o isolamento social e a incapacidade para atividades simples do cotidiano presentes no caso do seu pai. Muitas dessas sequelas, tais como marcha robótica, inquietude motora e tremores de extremidades, eram relacionadas ao uso crônico dos medicamentos antipsicóticos, que apresentam efeitos colaterais graves com o uso contínuo. No entanto, havia a percepção, tanto do paciente quanto de minha parte, de que ele tinha potencial e capacidade para apresentar melhoras muito mais expressivas

Em alguns períodos, o sintoma da desconfiança retornava com intensidade suficiente para provocar desajustes no relacionamento interpessoal, principalmente com seus familiares. Ainda, no início dos anos 1990, ficou evidente para nós, sobretudo pela observação clínica dos sintomas, que o uso continuado que ele fazia de *Cannabis* – praticamente um hábito diário – desempenhava um papel importante e decisivo na gênese da desconfiança.

Em 1991, antes do nascimento de seu segundo filho, Jorge Alberto se encontrava em um período de maior vulnerabilidade psicológica. Seria o peso da responsabilidade? Em dificuldades financeiras, sem a segurança e a estabilidade de um emprego regular, ele recaiu num quadro de depressão, com a presença de pensamentos suicidas. Contemplou a ideia da morte como uma saída para aquele período de intensa tristeza.

Algo não estava funcionando bem e, nesse momento, a presença de um quadro depressivo com riscos à vida exigiu a revisão completa do tratamento psicofarmacológico. Insistimos na continuidade do uso do lítio, aumentamos as dosagens, realizaram-se controles clínicos e laboratoriais mais frequentemente. Foi necessária a associação do hormônio da tireoide[3] e de um antidepressivo (fluoxetina[4]) para os sintomas depressivos, e a clorpromazina foi reintroduzida, sobretudo para os momentos de elevada desconfiança. Não é uma tarefa simples a utilização de vários medicamentos psiquiátricos simultaneamente. É um verdadeiro "coquetel", e alguns efeitos colaterais são indesejáveis e inevitáveis. Entretanto, em algumas situações clínicas, isso se torna uma necessidade.

---

[3] A tireoide é uma glândula localizada no pescoço, responsável pela produção dos hormônios T3 (tri-iodotironina) e T4 (tiroxina), que regulam diversas funções do organismo, como os batimentos cardíacos, os movimentos intestinais, a capacidade de concentração do cérebro, a regulação dos ciclos menstruais e a respiração celular. Eventualmente esses hormônios são utilizados como medicamentos potencializadores da resposta antidepressiva. O lítio é um medicamento que frequentemente pode apresentar hipotireoidismo como efeito colateral.

[4] A fluoxetina é um antidepressivo inibidor seletivo da recaptação do neurotransmissor serotonina que atua predominantemente nas sinapses do sistema nervoso central.

Entre altos e baixos, nosso trabalho prosseguia com encontros semanais, quinzenais ou mensais de acompanhamento, conforme a necessidade do momento. Durante o ano de 1992 modifiquei minha atitude de tolerância em relação ao uso de *Cannabis* por Jorge Alberto e passei a insistir que ele não melhoraria do quadro psicológico/psiquiátrico se não o interrompesse. Meus apelos foram relativamente bem-sucedidos, e, após uma campanha intensiva, Jorge Alberto conseguiu pela primeira vez em muitos anos permanecer vários meses sem usar a droga. Coincidiu que nesse período da vida ele encontrava-se motivado para um concurso público e estudava entre oito e dez horas por dia. Era um progresso.

Será que a combinação lítio-fluoxetina-clorpromazina-hormônio da tireoide (o coquetel) havia produzido esse resultado positivo? Ou ele seria produto da abstinência de *Cannabis*? A dúvida é uma companhia fiel no dia a dia do mundo clínico. Teria sido essa abstinência o segredo e a grande responsável por aquele período de motivação elevada e rendimento no estudo para o concurso?

Sem a *Cannabis*, os sintomas de desconfiança e isolamento afetivo praticamente desapareciam ou se reduziam a um mínimo que não causava desconforto, e o humor não oscilava para baixo. Sem nenhuma dúvida, foi um ótimo período, pois a aprovação no concurso trouxe a Jorge Alberto uma alegria e uma satisfação bem próprias do dever cumprido.

Encontrava-se com pouco mais de 40 anos e conseguira, com seu esforço pessoal, resolver, ao menos parcialmente, o problema da insegurança profissional e econômica. Foi uma conquista e tanto para aquele momento.

Em 1999, após quase 20 anos de tratamento, com o uso continuado de lítio e, em alguns períodos, diversas tentativas de associação de outros medicamentos, finalmente optamos por uma mudança mais radical no seu tratamento.

Não foi uma decisão tranquila, pois, apesar dos pesares, ele se mantinha sem novas crises intensas e funcionando relativamente bem. A nova tentativa medicamentosa seria com a olanzapina,[5] uma droga lançada no

---

[5] A olanzapina é um antipsicótico atípico, de segunda geração, sendo estruturalmente similar à clozapina. Pertence ao grupo dos tienobenzodiazepínicos. É eficaz no tratamento da esquizofrenia e também é indicada para o tratamento de episódios de mania aguda ou mistos de transtorno bipolar, depressões refratárias e em quadros limítrofes.

mercado farmacêutico internacional em 1996, que substituiria, simultaneamente, o uso do lítio e da clorpromazina.

A primeira observação com o uso do novo medicamento foi bem positiva, e Jorge Alberto se mostrou otimista com a perspectiva de melhorar o seu quadro geral. Já estávamos no ano 2000 – o novo milênio enfim se iniciava. Havia um clima mágico no ar, como se o ano 2000 e o novo milênio fossem caracterizar um verdadeiro milagre. Havia expectativas de mudanças na sociedade, e, por óbvio, esse clima de otimismo impregnava os próprios tratamentos psiquiátricos com as perspectivas que as novidades são capazes de nos proporcionar, mesmo que de modo mágico e totalmente baseado em ilusões – essas expectativas mágicas são, em sua maioria, apenas simples ilusões.

Após 20 anos acompanhando um paciente, é possível acumular conhecimentos objetivos e subjetivos a respeito das principais variáveis em relação a seu problema psicológico e/ou sua doença psiquiátrica, mas sempre podem surgir muitas surpresas. O caso de Jorge Alberto apresentava algumas particularidades que tornavam difícil compreender a sua evolução. Ele retomara o uso diário de *Cannabis*, e os períodos de tristeza e desconfiança surgiram novamente. Aos poucos restou evidente que ele não teria mais possibilidades de melhorar se continuasse a usar a droga.

Era uma observação muito nítida. Em todas as oportunidades eu debatia com ele sobre esse tema, e ele repetia os argumentos a favor do uso de *Cannabis*: conhecia muitas pessoas que usavam e não acontecia nada, eram momentos relaxantes, sentia menos ansiedade, a vida ficava mais leve, era bom para o dia a dia, para a vida sexual, etc.

O meu único argumento era que, com as ferramentas que estavam à nossa disposição naquele momento, ele não iria melhorar do quadro depressivo e não se livraria dos períodos desagradáveis de desconfiança em sua mente. Eu já havia observado esses sintomas reaparecerem inúmeras vezes. Estava convicto, não havia mais possibilidade alguma de negociação, mas reconhecia o seu direito de decidir sobre o curso do tratamento. É um preceito antigo da medicina: cabe ao médico informar e explicitar os melhores tratamentos disponíveis para as enfermidades; e cabe ao paciente a escolha ou não desse tratamento.

Como diz o dito popular "água mole em pedra dura, tanto bate até que fura", e Jorge Alberto foi se conscientizando de que realmente poderia ter uma vida melhor, mais saudável, mais gratificante, sem sintomas depressivos e, principalmente, sem o tormento dos períodos de desconfiança. Algo estava em processo de mudança na sua mente. Finalmente ele reconheceu algumas evidências.

Naquela época, início dos anos 2000, já havia alguns artigos científicos comprovando objetivamente a associação do uso de *Cannabis* com o surgimento de sintomas psicóticos e até mesmo de esquizofrenia. Felizmente, Jorge Alberto era uma pessoa sensível às evidências científicas. Esse pequeno detalhe cultural fez toda diferença para sua evolução nos anos seguintes, mas abandonar um hábito de aproximadamente 25 anos significava para ele uma tarefa árdua. A *Cannabis* havia se incorporado à rotina de sua vida.

Na virada de ano de 2001 para 2002, Jorge Alberto apresentou uma crise de euforia um pouco mais intensa e decidiu permanecer no litoral catarinense em férias durante 20 dias, sozinho, pois o convívio familiar estava demasiadamente atritado. Quando retornou a Porto Alegre, me informou que estava se decidindo a encerrar o capítulo do uso de *Cannabis* na sua vida. Como ainda se encontrava acelerado, realizou-se uma tentativa com outro estabilizador do humor, o ácido valproico.[6] Jorge Alberto conseguiu permanecer oito meses sem usar maconha. Era mais que um bom sinal!

– Estou bem. Estou sem "torvelinhos na mente" – me disse ele, em um dos encontros de revisão dos medicamentos. Não é uma expressão original? E "torvelinhos" explica tão bem as oscilações do humor e da mente. É uma palavra autoexplicativa.

No entanto, como é comum acontecer em casos de transtornos do humor, a melhora não foi estável o suficiente, e uma nova recaída para o polo depressivo por pouco não se tornou uma emergência devido à gravidade do quadro. Foi nesse mesmo período que um pequeno aumento na dosagem da olanzapina para 7,5 a 10 mg/dia e a associação de outro

---

[6] O ácido valproico/valproato de sódio é um medicamento indicado para o tratamento de epilepsia e convulsões. O seu mecanismo de ação não é completamente esclarecido. Suspeita-se que sua ação principal ocorra aumentando os níveis do ácido gama-aminobutírico (GABA). Tem sido utilizado com muita eficácia, principalmente no tratamento da fase maníaca do transtorno bipolar.

antidepressivo, a bupropiona[7] na dose de 150 mg/dia, foram bem tolerados em relação ao perfil de efeitos colaterais e trouxeram um resultado muito positivo na qualidade da resposta clínica:

– É a melhor das combinações que já usei. Estou diferente! Nada do que usamos antes se compara a essa combinação. Estou mais leve, me sentindo bem. Nada de "torvelinhos" – disse Jorge Alberto.

Com uma melhora clínica acentuada e, dessa vez, mais duradoura, Jorge Alberto também reduziu progressivamente a utilização de *Cannabis*. Esclareceu-se definitivamente para ele que o uso dessa substância controlava tanto sua ansiedade como os "torvelinhos da sua mente". O problema grave, no seu caso, eram os efeitos colaterais – depressão e desconfiança –, que roubavam a sua energia vital, e, sem essa energia vital, a consequência mais imediata era um sério prejuízo à qualidade de vida.

Entre 2003 e 2020 (inclusive durante a pandemia de covid-19), mantivemos o mesmo esquema terapêutico: olanzapina associada a bupropiona, a combinação mais efetiva e duradoura da história do seu tratamento. Jorge Alberto seguiu trabalhando adequadamente e encontrou energia suficiente para iniciar e concluir um segundo curso universitário.

Nesses anos todos, observamos que, durante o verão, ele apresenta discretos momentos de euforia e, no final do outono, discretos períodos depressivos – existe um padrão sazonal bem delimitado no seu transtorno do humor. Jorge Alberto foi aprendendo tanto a aumentar como a diminuir, ele mesmo, as doses de seus medicamentos conforme a necessidade. Em algumas oportunidades, nós aumentávamos a olanzapina até 10 ou 15 mg/dia e depois retornávamos para 2,5 a 5 mg/dia. A bupropiona, por sua vez, flutuava entre 150 e 300 mg/dia ou, em algumas oportunidades, era completamente suspensa, como em algumas temporadas de verão.

Se o leitor teve a paciência necessária de acompanhar esse relato (e eu espero que tenha tido) e chegou até este ponto da história do tratamento

---

[7] A bupropiona é uma droga antidepressiva que atua como inibidor da recaptação da dopamina e da noradrenalina. Foi o primeiro medicamento eficaz no tratamento da interrupção do hábito de fumar, por amenizar os sintomas da abstinência do tabaco e, em alguns casos, simplesmente abolir o desejo de fumar.

de Jorge Alberto, deve estar se perguntando de onde saiu o título desse caso, "Sai de fininho".

No final de 2018, na semana anterior ao casamento do seu filho, Jorge Alberto compareceu a uma de suas revisões e me disse:

> – Fernando, sonhei contigo: eu estava caminhando na praça Dom Feliciano[8] e trazia comigo um saco cheio de moedas antigas. Tratava-se de uma coleção valiosa, com muitas moedas raras de vários países diferentes. Já era finalzinho de tarde, quase anoitecendo, quando, subitamente, do nada, surgem quatro homens mal-encarados que declaram um assalto, apontando uma arma para mim, e roubam o saco com as moedas. Fiquei apavorado, sem reação, imóvel, tipo uma estátua. Então tu apareces, caminhando devagar em minha direção, calmo, chegas ao meu lado, bem perto de mim e falas baixinho no meu ouvido: "Jorge Alberto, sai de fininho! Deixa que eu resolvo essa parada para ti. Eu conheço esses caras. Depois a gente se encontra no meu consultório". Imediatamente eu me afasto, saio caminhando e vejo de relance, a uma distância segura, eles indo embora para um lado e tu, com o saco de moedas na mão, indo embora para o outro, em direção ao teu consultório, bem como tu havias combinado comigo. Fiquei aliviado, pois iria reaver a valiosa coleção de moedas. Ela estava segura contigo.

Sair "de fininho" é uma expressão que significa sair de maneira discreta, sem confusão ou alarde. O sonho de Jorge Alberto descreve manifestamente uma situação de ameaça, de assalto e real risco de perda da vida. Se fizermos uma analogia, veremos que a doença de Jorge Alberto é uma ameaça permanente, um verdadeiro assalto à sua sanidade mental, e o risco de perder a vida existiu, de fato, nos momentos depressivos e com ideias suicidas do passado.

O sonho resume, até de modo didático, com peculiaridade e originalidade, e a capacidade que os sonhos têm de condensar variados conteúdos

---

[8] A praça Dom Feliciano é uma das praças mais antigas da capital do Rio Grande do Sul e localiza-se em frente à Santa Casa de Misericórdia, no Centro Histórico de Porto Alegre.

psicológicos, muitos aspectos da sua história pessoal. E, no caso da expressão "sai de fininho", do nosso relacionamento psicoterapêutico. Estão presentes os conteúdos de saúde, expressos nas moedas raras e valiosas, e os ladrões mal-encarados como a ameaça verdadeira da doença mental. Os termos "fininho" e "parada" também são gírias que remetem diretamente ao uso da *Cannabis*. Por fim, o sonho remete à presença saudável da nossa longa e estável relação psicoterapêutica.

O casamento do filho é um momento revestido de simbolismos estressantes para ele temer por sua sanidade? Sim. É uma possibilidade, pois foi próximo ao nascimento desse filho que ocorreu um dos momentos mais delicados na sua longa jornada de doença. E a minha presença no sonho com a recomendação ao pé do ouvido, "Jorge Alberto, sai de fininho! Deixa que eu resolvo essa parada para ti. Eu conheço esses caras", é uma alusão direta ao meu conhecimento das drogas psicofarmacológicas empregadas em busca de alternativas melhores para o tratamento dos seus sintomas e da própria doença. Eu recuperar para ele as moedas raras e valiosas da sua coleção, e ele, em seguida ir ao meu encontro no consultório, significa que ele mesmo recuperou a sua sanidade mental.

Com os inegáveis avanços da psiquiatria moderna e, simultaneamente, com a sua capacidade de estabelecer um relacionamento terapêutico sólido comigo, Jorge Alberto conseguiu evitar uma evolução desfavorável como a do seu pai. No curso dos últimos 40 anos, ele aproveitou e se beneficiou – e segue aproveitando, com boa qualidade de vida – de todos os progressos que a psiquiatria atual consegue proporcionar em termos de tratamento objetivo e subjetivo às doenças mentais.

A doença mental, que atingira o seu pai no passado e provocara nele sequelas emocionais e comportamentais suficientes para gerar muitas confusões e hospitalizações, não ocasionou em Jorge Alberto esse desfecho. No seu caso, graças à sua persistência e às possibilidades das novas combinações farmacológicas oferecidas pela psiquiatria atual, a doença saiu de fininho e permitiu a ele um futuro completamente diferente.

17
AGONIA

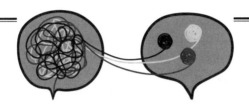

Agonia eu sentia
quando a agulha eu via.
E todos os meses, todavia,
exame de sangue eu fazia.
Ano após ano, havia
uma agulha na via.
Era uma agonia. Muita agonia.
Era a suprema agonia.

18

UM CAVANDO E TRÊS OLHANDO

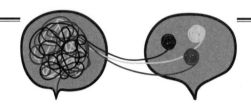

A primeira consulta psiquiátrica ou psicoterápica contém um nível elevado de expectativas e é sempre um pouco – ou bastante – tensa e nervosa. Existe a pressão emocional do paciente ao relatar os motivos principais que o estão levando à procura do tratamento e a pressão emocional do profissional para compreender aqueles motivos de uma forma que faça sentido dentro de determinadas referências teóricas e clínicas. E, além de tudo, para encontrar alguma perspectiva objetiva para poder ajudar o paciente nas suas principais dificuldades.

Em geral, uma consulta apenas é insuficiente para esse objetivo ser alcançado com efetividade. Habitualmente são necessárias duas, três ou até quatro entrevistas de avaliação para se ter uma ideia precisa do problema. É essencial esclarecer que, dependendo da gravidade e/ou urgência da situação, a resposta profissional necessita ser imediata e não pode ser adiada. As urgências são sempre um capítulo especial e necessitam de ações que não podem ser prorrogadas.

Porém, no caso de Maria Luiza, bastaram cinco minutos para ela descrever um dos seus principais problemas:

> – O senhor já observou os obreiros trabalhando na rua?
> – Acho que sim – respondi, com pouca convicção e com ar de surpresa pela pergunta logo no início de uma primeira consulta psiquiátrica.
> – O senhor pode observar, é sempre assim: é um cavando e três olhando! Eu sou a pessoa que está sempre cavando. E estou cansada, mas não consigo ser diferente. Logo, vou continuar cavando.
> – Mas tu desejas ser diferente? – perguntei espontaneamente.
> – Sim. Querer eu quero, mas não consigo. Acho que tentei no passado, mas não deu resultado.

O problema emocional estava descrito e ela queria tentar modificar seu comportamento. Agora o próximo passo era estabelecer os principais contextos nos quais se inseria sua característica de "cavar muito", de fazer tanta força na vida a ponto de sentir-se sobrecarregada. Estava com 28 anos e noiva havia três. No último ano trabalhara mais do que nunca e ainda estivera envolvida com todos os detalhes do apartamento em que iria morar com o futuro marido. O noivo era uma pessoa destacada como profissional liberal e deixava para ela a administração de toda e qualquer providência em relação ao apartamento. Era boa negociadora; com ela no comando, tudo transcorria da melhor maneira do ponto de vista prático e econômico.

Maria Luiza era a última de cinco filhos a sair da casa dos pais e, se dependesse somente dela, casaria e ficaria residindo com eles. A essa altura, já eram pessoas mais velhas, pois fora uma filha temporã – a mãe estava com 44 quando ficou grávida dela. Maria Luiza era administradora de empresas e trabalhava desde a adolescência no antigo comércio da família, que começara pequeno e já era médio, quase grande.

> – Sempre gostei de trabalhar, me sinto feliz trabalhando. Ocupada eu não me preocupo com nada além do serviço.

Usava uma expressão comum no mundo dos obreiros mencionados nos primeiros cinco minutos da primeira consulta.

– Tu és uma pessoa tarefeira! – afirmei, convicto, mas na entonação da minha voz havia uma brecha que sugeria uma possibilidade de indagação. Aguardei a confirmação ou a negativa dela.
– Sim. Eu gosto de tarefas a todo instante. Se não tem uma missão todos os dias, eu invento uma nova. Só não posso ficar parada. É insuportável não ter nada a fazer.

O ditado popular "Cabeça vazia, oficina do diabo" parecia se aplicar à perfeição para Maria Luiza. Ela estava sempre procurando algo para fazer, estar ocupada, de preferência em uma tarefa que considerasse produtiva. E o trabalho na empresa familiar era algo interminável. Como sempre trabalhou muito, bem mais que os outros, o seu trabalho era muito apreciado por todos na empresa e uma fonte de satisfação e gratificação importante para ela. Temia que, ao se casar, saindo de casa, iria prejudicar o desempenho dos negócios e se sentiria responsável se algo desse errado. Não tolerava essa ideia. Passou a ter dificuldade em adormecer e dormia poucas horas. Sentia mais cansaço durante o dia e ficava ansiosa além do habitual.

A irmã mais velha sugeriu que fosse conversar com algum terapeuta para entender melhor o que estava ocorrendo, já que estava bem mais ansiosa e adiava constantemente a saída de casa. Será que o problema era esse mesmo? Apesar de parecer o contrário, nem sempre a saída da casa dos pais é uma tarefa fácil, e determinados conflitos desencadeiam dificuldades que permanecem ocultas e se manifestam no surgimento dos sintomas.

No caso de Maria Luiza, os sintomas principais eram a ansiedade e a insônia. Eu não estava compreendendo toda a situação. Como num jogo de quebra-cabeça, algumas peças estavam ausentes. E muitas vezes permanecem ausentes muito mais tempo que desejamos. Frequentemente muitos temas psicológicos não são esclarecidos, apesar das melhoras sintomáticas.

À medida que conversamos mais algumas, vezes foi se evidenciando uma avenida de mão dupla em relação aos conflitos emocionais. Por um lado, havia a ansiedade de separação em relação a sair da casa dos pais e assumir uma nova identidade e novas responsabilidades. Por outro, essa mudança trazia uma questão em relação ao controle de determinados acontecimentos familiares e também em relação a temas profissionais a que Maria Luiza estava mais do que habituada.

Era dela o controle dos acontecimentos. Ela detinha o controle em aspectos diversos. Como era a que mais "cavava", também era a que mais conhecia os caminhos de muitos detalhes secretos ou subterrâneos, tanto familiares como, principalmente, dos negócios. E é sempre bom lembrar que o segredo é a alma dos negócios. Não era um conflito de fácil resolução.

As estratégias mais utilizadas na higiene do sono – não ingerir bebidas alcoólicas antes de deitar, não ingerir bebidas que contenham estimulantes ou cafeína e evitar o uso de tabaco após o anoitecer, não falar ao telefone (ainda não havia telefone celular na época), não assistir à televisão ou fazer refeições na cama ou perto do horário de dormir – simplesmente não apresentaram resultados satisfatórios no caso dela.

Foi necessária a introdução de um medicamento que atuasse na ansiedade intensa e também na dificuldade de conciliar o sono. A escolha foi um ansiolítico[1] de curta duração, com efeito sedativo e comprovadamente eficaz para quadros de ansiedade. No entanto, o risco comum da prescrição desses medicamentos é sempre o uso sistemático por longos períodos e a consequente dependência

> – Eu não gosto de remédios! O senhor pode ficar tranquilo. Vou usar o mínimo possível – Maria Luiza me explicou, em um momento em que não conseguíamos outra alternativa para controlar os sintomas. No caso dela, seria realmente um uso transitório da ferramenta psicofarmacológica. Ela não tinha, pelo menos aparentemente, o perfil psicológico de alguém que faria uso inadequado de medicamentos.

Depois de mais algumas semanas de psicoterapia, Maria Luiza estabeleceu que iria se mudar da casa dos pais aos poucos: a cada semana aumentaria um dia em que passaria a noite no apartamento novo. Iniciou por um sábado e, em seis semanas, havia se mudado "quase" em definitivo para o seu apartamento. Algumas recaídas nesse planejamento seriam esperadas.

Foi uma psicoterapia breve, não durou mais que quatro ou cinco meses. O quebra-cabeça não se resolveu completamente, mas o problema principal que motivara a busca de ajuda foi resolvido. Ela assumiu sua nova

---

[1] Os ansiolíticos são medicamentos que atuam no sistema nervoso central, modulando a ação do neurotransmissor inibitório – ácido gama-aminobutírico (GABA).

identidade e sua nova moradia. Após um ano, recebi notícias de Maria Luiza por intermédio de uma conhecida em comum. Continuava trabalhando com a intensidade de toda a vida. A empresa familiar prosseguia em ritmo de crescimento e, cada vez mais, o sucesso se cristalizava no meio em que estava inserida.

Eu, de minha parte, nunca mais esqueci a definição de Maria Luiza sobre si mesma: "Um cavando e três olhando. Eu sou a que está cavando sempre".

No final de 2019, comprando as revistas semanais em uma banca tradicional da cidade, me deparei com uma obra de grande extensão no encanamento de uma rua. Na hora me lembrei de Maria Luiza e da sua definição de si mesma e, imediatamente, fui conferir quantos obreiros realmente estavam cavando e quantos obreiros estavam somente olhando. Não deu outra: era o habitual "um cavando e três olhando".

19

O DESASTRE

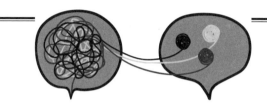

Ana foi minha paciente em meados dos anos 1980, quando, na primeira gestação, sentiu-se um pouco insegura ante as circunstâncias da vida naquela época. Alguns meses antes tinha se transferido para Porto Alegre para assumir uma posição melhor no seu emprego como analista de sistemas do Banco do Brasil. A família era muito pequena, pois seus pais haviam falecido há muitos anos, e o irmão mais velho, apesar de ser próximo do ponto de vista afetivo, residia em um estado do Norte do País. Restaram na sua cidade natal alguns tios e tias e poucos primos com quem mantinha algum contato. Sentia-se sozinha e desamparada e, apesar de ser uma pessoa com facilidade para relacionamentos, ainda não conhecia muitas pessoas na nova cidade. O marido era engenheiro de estradas, e o trabalho dele exigia viagens frequentes, assim como longas ausências de casa. A vida em Porto Alegre era muito solitária, mas logo chegaria um filho ou uma filha. Estava animada com essa perspectiva; no entanto, a ansiedade se espalhava, apertava o peito e agitava a sua mente.

Ana procurou ajuda na psicoterapia com o objetivo manifesto de se preparar emocionalmente para a chegada do bebê. No entanto, outro motivo significativo para a procura de ajuda profissional era a dificuldade em realizar a prova prática para obter a carteira de habilitação. A prova teórica fora ultrapassada com tranquilidade, mas a perspectiva de enfrentar a prova prática de direção era um verdadeiro tormento. Adiava constantemente o exame. Evitava marcar uma data porque acreditava que não seria aprovada. E Ana não gostava de ser reprovada. Nunca fora reprovada na escola nem na universidade. Tinha um histórico de sucesso, pois sempre fora muito boa aluna.

No entanto, lidar com as emoções, principalmente o medo, não era tão simples. Só de se imaginar realizando a prova Ana sentia sintomas físicos de ansiedade, como suores nas mãos, o peito apertado e uma sensação de abafamento. A origem desse medo era bem definida. Seu pai falecera aos 60 anos de idade, em um acidente automobilístico, duas semanas após Ana completar 16 anos. Até então ela adorava o dia do seu aniversário. Depois disso, não conseguiu mais ficar alegre nesse dia.

Ana assistiu ao acidente, pois se encontrava em outro automóvel, imediatamente atrás do carro do pai. Estavam indo para uma festa numa cidade vizinha. Lembrava perfeitamente do acidente e da cena, ocorrida em uma pequena estrada no interior do estado, quando outro automóvel, em sentido contrário, perdeu o controle e se chocou com o de seu pai. Era como um pesadelo, uma imagem de tristeza como se fosse uma tatuagem escura na sua alma. A batida foi exatamente no lado do motorista. O pai morreu na hora. Que tragédia!

Outro tema que também estava na sua pauta de tratamento dizia respeito a um concurso interno no Banco do Brasil que iria ocorrer em aproximadamente um ano. Como o banco estava implantando sistemas novos de informática, seriam oferecidas muitas vagas. Ela julgava que seria aprovada, mas essa era outra fonte de ansiedade, já que o cargo implicaria assumir chefias e posições de liderança, e, nesse aspecto, a sua histórica timidez poderia ser um problema adicional.

Construímos em conjunto um plano de trabalho objetivo para o início do seu tratamento: em primeiro lugar, as ansiedades relacionadas à maternidade; em segundo, o medo da prova para o exame de motorista; e, em terceiro, a questão do concurso interno do Banco do Brasil.

O bebê, uma menina, nasceu de parto normal no final da primavera e, o mais importante, era saudável. Ana havia me contado durante as sessões anteriores ao parto, quase se sentindo uma pecadora, que a sua preferência era mesmo por uma menina. Achava que se sentiria mais à vontade, com mais facilidade para compreender a criança, que seria mais familiar para ela. As pessoas têm suas preferências, mas muitas vezes sentem-se culpadas, como se isso fosse errado.

Ana não apresentou maiores dificuldades em relação à maternidade. Durante alguns dias se sentiu discretamente desanimada, sensível e chorona. Era o famoso *blues* pós-parto, que, na enorme maioria das mulheres, é transitório e circunscrito a poucos dias. É consequência direta das modificações hormonais abruptas que ocorrem logo após o parto. O maior problema no seu caso, na verdade, era o pequeno, quase inexistente, suporte familiar. No entanto, uma vizinha de prédio, Dona Ivete – uma senhora com o coração tamanho GG –, adotara Ana como filha e Alessandra como neta. Foi uma ajuda inesquecivelmente preciosa, pois Ana recebia dicas de alguém com experiência na maternidade e não se sentia tão sozinha quando o marido viajava.

O segundo item da psicoterapia se tornou o foco principal após o sexto mês de Alessandra. Ana necessitava resolver seu problema em relação à carteira de motorista, que facilitaria muito sua vida. Finalmente, ela encontrou motivação suficiente para vencer o desafio. A vida ficara muito melhor após a chegada da filha. Alessandra era uma bebê ativa e alegre. Não havia mais solidão e monotonia na vida! Eu ofereci as alternativas farmacológicas da época, que não eram muitas como atualmente, e Ana, após considerável hesitação, acabou concordando em utilizar um medicamento indicado especificamente para a ansiedade de *performance* 30 minutos antes de iniciar a prova prática. Era um anti-hipertensivo clássico, que diminui as sensações físicas da ansiedade, muito utilizado pelos conferencistas para evitar a ansiedade.

Na sessão seguinte à primeira prova prática, Ana desabafou:

> – Foi um desastre! O carro morreu diversas vezes. Nem completei o percurso até chegar à prova de estacionamento, que é muito mais difícil para mim. O instrutor me disse que eu deveria treinar mais e tentar ficar mais tranquila.

– Já foi uma melhora extraordinária teres ido realizar a prova – eu disse, de forma realista e também incentivando-a a não desistir. O risco maior era a desistência. Agora vamos estudar como vai ser o teu treinamento para diminuir a ansiedade nas próximas tentativas.

O que diminui mesmo a ansiedade nesses casos é o treinamento. É necessário bater nessa tecla inúmeras e repetidas vezes em qualquer psicoterapia.

– Eu fiquei muito ansiosa. Depois que terminou a prova foi um alívio. Eu sabia que não ia ser aprovada.

A palavra "desastre" utilizada por Ana para descrever o exame realizado era simbólica e resumia de modo perfeito o drama íntimo que fora o acidente do seu pai, ocorrido havia mais de 15 anos. E o "carro morrer" diversas vezes também era emblemático. Havia uma morte traumática dentro dela que aguardava uma solução.

– A lembrança do acidente com meu pai vem como um filme. A cena do acidente, todos tentando tirá-lo do carro amassado, pessoas gritando. O outro motorista também morreu. Não sei como a gente consegue passar por essas coisas na vida. Às vezes tudo isso fica longe, como se eu esquecesse. Outras vezes fica tão pertinho, tão nítido; chego a sentir o horror daquela hora.

Algumas semanas mais tarde, após diversas sessões de terapia com a frequência de duas vezes por semana, Ana se armou de coragem novamente e marcou a data para um novo exame.

– Não passei! Mas não foi um desastre. O carro não morreu nenhuma vez, nem acreditei. Consegui chegar até a prova do estacionamento e cometi um erro na hora de entrar com o carro. Entrei mal, saí do espaço, entrei mal de novo; eu não conseguia manobrar adequadamente. Fiquei nervosa, mas a ansiedade já não foi tão grande quanto da primeira vez. E eu nem saí chorando de lá.

Agora era somente uma questão de tempo. A ansiedade, embora presente, não se tornava mais paralisante. E o horror do desastre ia se tornando mais longínquo. Ela iria conseguir ser aprovada Era só uma questão de tempo. A psicoterapia e a medicação para *performance* haviam sido eficazes.

Algumas semanas mais tarde, Ana me disse quase eufórica:

– Passei! Ufa! Deu tudo certo dessa vez. É impressionante como a gente vai melhorando. Eu nem acredito. Era um sonho muito distante, e eu achava que nunca iria ter jeito. Nem acredito! E bem agora que a Alessandra vai fazer 1 ano. Acho que a minha vida vai melhorar muito em todos os sentidos. Vou ter mais liberdade. Agora só falta eu resolver o concurso interno no banco. Ainda vai demorar uns meses. Aí, sim, a minha vida vai ficar boa. Vou ter um aumento de salário e me tornar menos dependente do Hélio – o marido era um homem bastante "mão fechada" nos assuntos econômicos.

Ana recebeu alta da terapia pouco tempo depois e combinamos que, se fosse necessário, ela me procuraria novamente. Naquele universo de poucas, realmente muito poucas pessoas próximas, eu me tornaria para ela, durante alguns anos, uma referência para momentos de aperto e abafamento no peito.

20

SPINNING

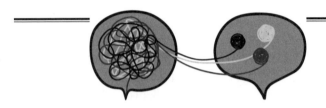

Quando Sophia foi descrever o que se passava com ela e por que necessitava da ajuda de um psiquiatra naquele momento particular da vida, utilizou uma expressão incomum:

– *Spinning*! A minha cabeça está em *spinning*!

Em seguida realizou um movimento com o dedo indicador da mão direita em movimento de rotação e elevação na direção da sua cabeça. E continuou explicando:

– Tenho a impressão de que os pensamentos giram, giram, giram em alta velocidade e, por fim, eles vão acabar saindo da minha cabeça.
– *Spinning*! – repetia Sophia – Tu não achas uma palavra eloquente?

21

MELHORA SURPREENDENTE

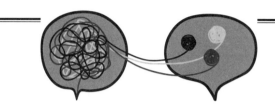

O Sr. Edvaldo era general da reserva havia cinco anos. Era casado e sem filhos. Nos últimos anos, passara a residir no Rio Grande do Sul, mais próximo da família de sua esposa. Sempre sentira muita falta de sua terra natal, o Amazonas, onde vivera toda a infância e a adolescência, até ingressar no Exército, mas, nos últimos tempos, essa saudade aumentara significativamente.

Durante o último ano, perdera o pai e a mãe, pessoas já de bastante idade. Falava dos pais como pessoas simples, do interior, mas muito generosas. Realizaram sacrifícios para o único filho homem ir para a escola e ingressar no Exército Brasileiro. A mãe foi primeiro e, como é comum em casais mais velhos, seis meses depois "se foi o pai".

Aos 65 anos, pela primeira vez na vida, o general sentia-se profundamente abalado e reagiu, para surpresa de todos, com um quadro depressivo. Contrariado, consultou o médico do Exército que lhe prescreveu um antidepressivo. Na medida em que não apresentava resposta satisfatória à dose do medicamento, esta foi progressivamente sendo aumentada até o surgimento de efeitos colaterais indesejáveis e um quadro de confusão mental. Nem sempre doses elevadas de antidepressivos são adequadas.

> – Eu vim consultar com o senhor porque a filha de uma grande amiga me disse que o senhor também iria conversar comigo e não só me "passar" remédios.

Eu era um psiquiatra muito jovem, no início da carreira, e imediatamente o general me adotou como filho. Com frequência me dava conselhos e destacava a importância da disciplina, da organização e da hierarquia no mundo militar, como ingredientes decisivos para o sucesso na vida profissional. E eu que saíra da faculdade de medicina impregnado com o clima da luta pelo retorno das liberdades democráticas, com os movimentos sociais contra a ditadura militar no Brasil, me esforçava para separar conceitos e preconceitos.

Na época ainda acreditava que muitos dos problemas relacionados à saúde pública do Brasil, objeto de nosso estudo durante os anos de faculdade, fossem frutos somente do período militar de governo. Era um misto de desconhecimento e inexperiência com a dimensão dos problemas reais da saúde pública brasileira. O ambiente e a atmosfera contra a ditadura militar dentro na universidade eram intensos na época da faculdade – anos 1970. Como é fácil e simples responsabilizar os outros por problemas tão complexos e de difícil solução!

O fato simples e concreto é que ele se beneficiava da psicoterapia, onde havia espaço para expressar seus sentimentos sobre as perdas naturais da vida. Também apresentou boa resposta ao uso de doses baixas dos antidepressivos tricíclicos[1] e ainda, eventualmente, obtinha benefício do uso de ansiolíticos.[2] Como nada é perfeito, restavam alguns discretos sintomas residuais da linha da ansiedade que lhe provocavam um leve desconforto, o qual era mínimo em relação ao quadro inicial.

---

[1] Os antidepressivos tricíclicos são uma classe de fármacos utilizados no tratamento sintomático da depressão, da enurese infantil e de quadros dolorosos. Eles têm esse nome devido à presença de três anéis de carbono em sua estrutura química. Foram introduzidos na psiquiatria no final dos anos 1950.
[2] Os ansiolíticos são medicamentos empregados com o objetivo de diminuir a ansiedade e a tensão. Também foram introduzidos na psiquiatria no final dos anos 1950.

Mas o general era perfeccionista e não se contentava. Já que realizava um tratamento, queria ficar "zerado". Na linguagem médica, desejava ficar assintomático ou com remissão completa dos sintomas. Já eu considerava o resultado terapêutico satisfatório e observava que, de fato, o general sempre fora, ao longo da vida, o perfil psicológico ansioso e preocupado, antecipando soluções para problemas ainda não acontecidos.

Após alguns meses trabalhando, nas "nossas conversas", os sentimentos relacionados à perda dos pais, à ausência do convívio com os colegas e das rotinas do Exército, assim como as tentativas de estabelecer novos desafios para sua vida, Sr. Edvaldo entra no consultório exultante e vai falando enquanto se dirige à sua poltrona:

– Dr. Fernando! Que melhora surpreendente! Eu já nem acreditava mais. O senhor me dizia que a terapia e os remédios levariam algum tempo para fazer efeito, mas eu não esperava um efeito tão bom assim. Estou "zerado"!
– Como assim, general? Eu o chamava de general.
– Faz alguns dias, talvez desde a última consulta, que tenho me sentido disposto, com ânimo, com energia. Quase sem preguiça nenhuma.

Fiquei curioso e, confesso, desconfiado com o bem-estar do general. Tentei investigar o que acontecera para proporcionar essa resposta tão positiva. Reconhecia que ele estava um pouco diferente do seu habitual, até mesmo levemente mais extrovertido, mais falante do que costumava ser.

– É melhor ficar assim! Agora o senhor não vai mexer na medicação, certo?
– Certo.

Mesmo intrigado, me senti feliz pela melhora do general, mas permanecia desconfiado de algo. Ele realmente estava com ótimo aspecto geral, de bom humor, e também adequado em todos os aspectos da sua vida, sem cometer excessos, sem apresentar motivos para maiores preocupações. No entanto, havia algo um pouquinho fora de prumo no seu quadro psicológico.

Quase no final da consulta, ainda sem esclarecimento sobre o que havia acontecido, perguntei novamente sobre a ocorrência de algum fato diferente nas últimas semanas – algum remédio novo receitado pelo clínico, por exemplo, qualquer novidade que não tivesse sido mencionada antes.

– Ah! O senhor lembra daquela minha dor no joelho? Há sete dias, no mesmo dia da nossa consulta, eu fui direto daqui ao consultório do ortopedista e ele fez uma infiltração no joelho. Uma maravilha! Estou sem dor nenhuma, caminhando forte, virei o guri da academia (ele realizava atividade física quatro ou cinco vezes na semana). Estava explicada a "melhora surpreendente" do general. Fora uma infiltração de corticoide[3] para o tratamento de um quadro inflamatório no joelho!

As lembranças relacionadas ao caso do general são particularmente atuais e relevantes neste período polarizado e agressivo do cenário nacional e internacional, que inclui políticos e governantes negacionistas, fanáticos à esquerda e à direita do campo político, discursos de ódio e um conflito surpreendentemente estridente em relação às melhores práticas de enfrentamento à pandemia de covid-19.

A atualidade dessa lembrança se deve justamente ao fato de um jovem psiquiatra, mais simpatizante do humanismo presente em algumas teses tradicionais do espectro político da esquerda, se encontrar trabalhando em psicoterapia, sem nenhum tipo de empecilho ideológico ou pessoal, com um general do Exército Brasileiro muito mais identificado com as teses principais do campo político da direita da época, já no final do período da ditadura militar no Brasil.

Sem dúvida alguma, vivíamos tempos muito difíceis, com restrições da liberdade inerente à democracia. No entanto, eram tempos menos agressivos, menos raivosos. Enfim, havia menos hostilidade no ambiente, e era possível definir melhor o que realmente é o mais importante.

---

[3] Os corticoides, também conhecidos por corticosteroides ou cortisona, são medicamentos com forte ação anti-inflamatória e amplamente utilizados na medicina. Costumam produzir oscilações no humor, tanto depressão como euforia, que podem variar de leves a moderadas ou graves, dependendo da dosagem e da suscetibilidade individual.

22

O QUARTO COM A JANELA EMPERRADA

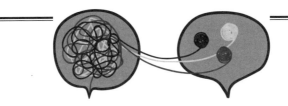

Em fevereiro de 1995, em mais um verão quente e abafado na cidade de Porto Alegre, um colega, clínico geral, solicitou consultoria psiquiátrica para um paciente hospitalizado por uma gastroenterite, havia dois dias, no Hospital Moinhos de Vento. Tratava-se de um senhor de 75 anos de idade que estava apresentando um quadro de ansiedade intensa e, em alguns momentos, parecia fora do seu controle emocional e até mesmo sem juízo crítico da sua situação.

O clínico geral, Dr. Rogério, era um amigo ainda dos tempos de escola secundária, e o Sr. Rothstein era seu paciente há mais de 15 anos, portanto ele o conhecia muito bem e julgava estranha aquela reação de descontrole e agitação. Descrevia o seu paciente como um homem educado e muito gentil, uma pessoa doce no jeito de ser e que jamais apresentara aquele tipo de reação emocional. Foi com esse paciente que o Dr. Rogério aprendera muito do que sabia em relação à cultura e às tradições judaicas.

Ele estava iniciando uma agitação psicomotora e a equipe de enfermagem desejava contê-lo no leito. O Sr. Rothstein solicitava a presença da família a todo instante e, em paralelo, implorava ao Dr. Rogério que o deixasse ir para casa o mais rápido possível. Afirmava que na sua residência ficaria calmo; insistia que o problema era o quarto pequeno com uma janela pequena, que, além do mais, estava emperrada. Achava a cama muito ruim. Queixava-se de não dormir mais de duas a três horas por noite e despertar com dor nas costas. Estava detestando sua estada naquele quarto de hospital. Enfim, queria ir para casa a todo custo e o mais rapidamente possível. A sua reação emocional configurava uma fobia à hospitalização e àquela situação específica?

Entretanto, o quadro que o levara ao hospital fora relativamente grave. Já fazia mais de uma semana que estava com sintomas de gastroenterite, apresentando diarreia, vômitos, febre, dores abdominais, mal-estar geral, cansaço e perda de apetite. Emagrecera e encontrava-se desidratado – um perigo real na sua idade. Finalmente aceitou ser hospitalizado após uma atitude enérgica do seu médico. Era necessário permanecer no hospital até a realização do diagnóstico correto da sua infecção e o estabelecimento de um tratamento adequado.

O quadro infeccioso foi esclarecido e tratava-se de uma infecção por *Salmonella*,[1] provavelmente adquirida por intoxicação alimentar em um restaurante localizado próximo ao seu trabalho. A questão seguinte foi providenciar a mudança do antibiótico, pois não houvera resposta satisfatória com o antibiótico prescrito no momento da internação. No entanto, uma aflição intensa predominava no seu quadro.

O estado psicológico do Sr. Rothstein era de ansiedade. Era algo inusitado na sua história, de difícil compreensão, e não se conseguia, até então, uma explicação plausível para aqueles sintomas.

Aquela ansiedade e a agitação, em um primeiro momento, não se justificavam. Não combinavam com seu padrão habitual de comportamento. Seria um efeito colateral do antibiótico? Teria relação com a desidratação ou o quadro infeccioso em si mesmo? Ou seria uma consequência de todas as variáveis em conjunto?

Foi, justamente, pela presença dessas dúvidas que o Dr. Rogério me convocara e solicitara uma avaliação psiquiátrica. Não quis medicar seu

---

[1] *Salmonella* é um gênero de bactérias pertencentes à família *Enterobacteriaceae*. Nesse gênero, podem ser encontradas duas espécies, a *Salmonella bongori* e a *Salmonella enterica*, sendo esta última mais patogênica.

paciente com um ansiolítico, pois, como o conhecia bem, já sabia de antemão que ele protestaria e não aceitaria ser medicado com tranquilizantes. Ele precisava ser informado em mínimos detalhes sobre todas as medidas tomadas e medicamentos administrados, precisava se sentir no controle da situação. No seu cotidiano, não apreciava, e tampouco admitia, surpresas de nenhuma espécie, muito menos a utilização de remédios.

A nossa primeira conversa foi tensa e durou muito tempo, o tempo necessário para que o Sr. Rothstein conseguisse expressar, no seu ritmo, o que o incomodava e o perturbava tanto naqueles dias no hospital:

– Eu não me sinto bem em lugares pequenos e fechados! Me trazem lembranças... – me disse baixinho e silenciou por mais um bom tempo.

E permanecemos assim, em silêncio, também por mais um bom tempo. Ele atendeu à minha solicitação para explicar melhor como eram essas lembranças, e foi então que me disse que ele era um sobrevivente da Segunda Guerra Mundial. Aos 18 anos, fora separado dos pais e das duas irmãs e permaneceu por aproximadamente quatro anos em um campo de concentração, realizando trabalhos forçados, devido à sua forma física – ele havia praticado atletismo e remo na escola –, e depois fora enviado para um campo de extermínio, já bem ao final da guerra. Esse campo de extermínio, Dachau, se localizava nas redondezas de Munique e foi conquistado pelo exército americano.

– Fui libertado em 28 de abril de 1945.

Lembrava-se daquela data perfeitamente, assim como de tudo o que ocorrera na sua vida, antes e depois da libertação, numa sequência de fatos terríveis e quase inacreditáveis, até a chegada ao Brasil, no final de 1946.

– São lembranças ruins! Muito ruins! – repetia para si mesmo.
– O senhor acha que essas lembranças retornaram pela fraqueza causada pela gastroenterite ou é pelo ambiente fechado deste quarto pequeno e com a janela que estava emperrada? (A janela fora consertada no dia seguinte da constatação do problema.)

– Não sei dizer... Não me lembro de ter ficado doente assim há muitos anos. Acho que esta fraqueza, desse jeito, eu não sentia desde a época da guerra. Não consigo caminhar sozinho.

Mudou rápido de assunto.

– Este quarto é muito ruim. E é muito pequeno. Quero ir embora. Preciso ir embora logo! O doutor me entende? O doutor me entende, não? Quero ir para casa! Preciso ir para casa!

Ele era absolutamente insistente na sua solicitação. Falava num tom de súplica raivosa, contendo um apelo à minha cumplicidade para auxiliá-lo na missão de sair do hospital. Não restava dúvida de que ele considerava aquele quarto muito angustiante. E a fraqueza era insuportável para ele. Ela desencadeara a ansiedade intensa? Sim. A fraqueza tinha conexão direta com o campo de concentração e com toda a experiência de privações e tormentos passados naquele distante período da guerra. Sim, definitivamente, a sensação de fraqueza era intolerável para o Sr. Rothstein! E ainda, para completar o quadro, uma janela estragada aumentava a sensação de aprisionamento.

Acredito que compreendi o seu drama, pois o pânico estava instalado no seu rosto. O suor na testa e um discreto tremor nos lábios enquanto falava sobre algumas passagens no campo de trabalho nazista denunciavam a aflição intensa que essas lembranças provocavam. Foi possível ter uma noção da magnitude do que ele estava atravessando e sentindo em termos de ansiedade naqueles poucos dias no hospital.

Foi uma conversa tensa, longa e delicada. Expliquei a ele que eu acreditava que conversar sobre seus sentimentos e problemas seria tão bom calmante como os remédios. E o seu médico já me alertara que ele não gostava de remédios. Contudo, salientei a importância e necessidade do uso de algum tranquilizante para sua recuperação física, somente durante alguns dias. Seria um tranquilizante leve, que também o ajudaria a passar uma noite melhor.

– Quem gosta de conversar e de remédios é a minha esposa! Ela é igual à mãe dela! Qualquer coisinha, já correm para um remédio.

Acho que esse foi o primeiro momento de um pequeno alívio na sua fisionomia tensa dos últimos dias. Será que a nossa longa conversa produzira algum efeito?

Ao final dessa primeira conversa, também mencionei ter alguma intimidade com pessoas que tiveram experiências semelhantes à dele. Mencionei um familiar próximo e um amigo dos meus pais, ambos sobreviventes, como ele. O meu intuito era criar uma pequena ponte na nossa comunicação e, se possível, estabelecer algum diálogo sobre como ele relacionava o passado de feridas, cicatrizes e traumas de guerra com aquele momento de fraqueza no hospital, sem poder se deslocar sozinho e sentindo-se novamente prisioneiro em um quarto pequeno.

Queria dizer a ele que eu conhecia, pelo menos um pouco, os dramas dos sobreviventes da guerra e do Holocausto. Acho que eu desejava transmitir a ele que eu conhecia a intensidade do seu sofrimento, do que ele realmente estava sentindo naquele momento. Foi apenas uma tentativa de aproximação dentro daquele contexto.

Expressei com sinceridade ao Sr. Rothstein que iria fazer uma gestão forte – o mais forte possível – junto ao Dr. Rogério para que este o liberasse e ele pudesse completar sua recuperação em casa. Ficou claro que aquele pequeno quarto de hospital, com a janela estragada, principalmente associado à fraqueza súbita desencadeada pelo quadro infeccioso, reconectou o Sr. Rothstein a uma situação traumática do seu passado. Apesar de bem escondidos nos escaninhos mais secretos da sua mente, os traumas da guerra estavam sempre à espreita. Bastou uma pequena brecha – com profundo significado emocional – e eles reapareceram com a força habitual dos eventos traumáticos.

No final do dia seguinte, mais hidratado, quando já apresentava uma pequena melhora em mais de sete dias de doença, o Sr. Rothstein me recebeu, discretamente menos ansioso, e me contou um pouco mais da sua terrível e, ao mesmo tempo, fascinante história. A família paterna era natural da Tchecoslováquia, e a materna era polonesa, dos arredores da cidade de Cracóvia. O trabalho familiar era no ramo do comércio de tecidos, e seus pais prosperaram o suficiente para a família desenvolver planos sólidos de expansão dos negócios para outros países.

O plano principal era abrir um escritório nos Estados Unidos. Esse processo era muito dispendioso, e eles estavam estudando formas de viabilizar essa expansão. Havia recebido uma educação de qualidade em Cracóvia. Gostava de estudar e tinha facilidade natural para idiomas. Sonhava em ser advogado ou diplomata. No entanto, a eclosão da guerra modificou abruptamente o destino de milhares de pessoas. Em poucos meses a vida familiar, como conhecera e vivera até seus 18 anos, se dissolveu repentinamente por completo, e ele se viu confinado num campo de trabalhos forçados. Só soube do destino trágico de seus pais e irmãs muito tempo depois. Perdera todos para sempre.

Foi novamente uma conversa tensa, longa e delicada. Ele me deu uma verdadeira aula de história sobre a ocupação nazista na Polônia. Foi a mais longa ocupação de um país durante a guerra. Durou de 1939 até 1945, e foi aí que se iniciou a implementação de políticas nazistas de supremacia racial contra as minorias de judeus e ciganos, além de homossexuais e deficientes físicos. As pessoas foram obrigadas a deixar suas casas e seus pertences e se tornaram refugiadas em seu próprio país.

Foi na Polônia também que os nazistas criaram e desenvolveram o seu maior campo de concentração – Auschwitz-Birkenau[2] –, que funcionou ininterruptamente de abril de 1940 até janeiro de 1945 como um campo de trabalhos forçados e de extermínio. A população judaica na Polônia, antes da guerra, era de aproximadamente de 3,3 milhões de pessoas. Foram dizimadas 3 milhões de pessoas nesse período.

Quando ele mencionou esses números astronômicos, seus olhos se encheram de lágrimas, e por muito pouco não caiu em prantos. Controlou-se rapidamente, mas é evidente que pensou na sua família – no pai, na mãe e nas duas irmãs, e também nos tios e primos, nos amigos e na escola. E em todo o seu passado até os 18 anos. E em todos os acontecimentos que se sucederam.

Ao final da guerra, como a maioria dos sobreviventes, foi acolhido em centros de refugiados e deslocados de guerra. Antes, porém, necessitou se recuperar da extrema fraqueza e emagrecimento em que se encontrava quando seu campo foi libertado pelo exército americano. Permaneceu oito semanas em processo de recuperação e foi nesse período que começou a ter uma noção mais aproximada dos horrores e atrocidades da guerra.

Havia ficado nítido, para mim e para ele, que fora a fraqueza a chave para abrir o cadeado da porta fechada com tranca dos traumas de guerra e liberar os sintomas de ansiedade. Não havia mais nenhuma dúvida. E

---

[2] O campo de concentração de Auschwitz-Birkenau, na realidade, foi uma rede de campos de concentração localizados no sul da Polônia. É considerado o maior símbolo do Holocausto perpetrado pelo nazismo durante a Segunda Guerra Mundial. Foi libertado pelo exército soviético.

seria bom mesmo ir logo para sua casa. Seria, de longe, o melhor calmante e a melhor das terapias para o Sr. Rothstein.

Encerrada a maior guerra da história da humanidade, com estimativa de aproximadamente 60 milhões de mortos, as pessoas que sobreviveram precisavam se reconectar com seu passado, com sua identidade, com algo que restasse da destruição inimaginavelmente absurda daquela guerra.

O Sr. Rothstein contou que já sabia que não deveria retornar ao local da residência da família, em sua cidade natal – um bairro de classe média na periferia de Cracóvia. O antissemitismo, mesmo após o término da guerra, continuava a se manifestar em doses elevadas. Não resistiu aos conselhos de vários amigos e resolveu revisitar a rua onde morava. Felizmente foi alertado a tempo por um ex-vizinho da família, que lhe disse para ir embora o mais rápido possível, e o avisou dos perigos que estaria correndo caso insistisse em permanecer naquele local.

As pessoas se sentiam muito mal com todos os acontecimentos ocorridos ao longo da guerra, e muitas que haviam colaborado com o regime nazista temiam ser desmascaradas. Então, simplesmente, atacavam os judeus que retornavam aos locais de origem. Era uma insanidade completa. Era necessário ir embora da Polônia para sempre.

– São lembranças ruins...
– Vou poder ir para casa hoje? Não preciso ficar mais aqui neste quarto fechado? O doutor está vendo que eu posso ir para casa.

Ele sintonizou com meu interesse naquelas histórias da sua vida, repleta de acontecimentos tristes, mas que resgatavam um vigor intrínseco no impulso pela vida, pela sobrevivência, pela humanidade de conseguir suportar e sobreviver a perdas daquelas dimensões.

– Vou falar agora com o Dr. Rogério. Acho que ele vai liberar o senhor hoje ainda ou, no máximo, amanhã pela manhã.
– Obrigado – ele me agradeceu em seguida. – Muito obrigado. Se eu precisar do doutor eu prometo marcar uma consulta e vou ao seu consultório.

Naquele momento, ele prometia qualquer coisa para ir embora do hospital. Mas quem saberia do futuro?

O Sr. Rothstein, ainda no hospital, me contou que a sua sorte no período pós-guerra foi o conhecimento que tinha de polonês, alemão e tcheco. Esse conhecimento permitiu também colaborar com as autoridades responsáveis pela organização dos refugiados e deslocados da guerra, trabalhando como intérprete. Era um trabalho quase interminável localizar os familiares ou conhecidos dos sobreviventes, mas também era uma atividade humana e gratificante.

Foi por meio dessas agências internacionais e outras agências específicas de auxílio para familiares de origem judaica que ele localizou um primo por parte da família materna que havia emigrado para o Brasil antes da guerra. E foi assim que veio para cá, em busca de um pequeno elo familiar que sobrara da destruição aniquiladora perpetrada pela tirania insana do regime nazista, que instalou a matança industrial de seres humanos.

O Sr. Rothstein realmente recebeu alta do hospital no dia seguinte. Estava se recuperando bem da gastroenterite. Enviou um abraço para mim pelo Dr. Rogério. Sobreviveu ao quarto fechado com a janela emperrada.

Ao escrever a história do Sr. Rothstein, hospitalizado naquele pequeno quarto do Hospital Moinhos de Vento, em Porto Alegre, me vieram à mente muitas lembranças de outros personagens com histórias semelhantes. Eu conhecia relativamente bem o Holocausto pelas aulas de história, mas principalmente pela literatura e o cinema. No entanto, eu também conhecia o tema mais de perto, com mais profundidade, por meio das histórias pessoais dos sobreviventes. Era um outro tipo de conhecimento. Derivava do convívio e de histórias contadas sob a perspectiva do relato pessoal de quem vivenciou a realidade íntima da guerra e dos campos de concentração e, misteriosamente, não morreu como a enorme maioria dos prisioneiros.

Na minha infância, tive a oportunidade de conhecer e conviver muito proximamente com dois sobreviventes da Segunda Guerra Mundial. Um foi o primo-irmão da minha mãe Josef Kleiman, que, como o Sr. Rothstein, perdera os pais e os irmãos e todo o restante da família na Polônia ocupada. O outro foi Samuel Schajer, amigo dos meus pais, que, como o Sr. Rothstein e Josef, perdera os pais e os irmãos e todo o restante da família, também na Polônia ocupada. A mesma história. O mesmo contexto. O mesmo destino. A mesma tragédia.

Eu os admirava profundamente, não somente pela incrível façanha de terem sobrevivido aos campos de concentração de uma guerra das proporções e circunstâncias da Segunda Guerra Mundial. Eu os admirava mesmo era pela espontaneidade, alegria de viver, jeito otimista de encarar a vida e não permanecer eternamente prisioneiros dos problemas e sofrimentos do passado. Eles olhavam para a frente. Conversar com eles era agradável e estimulante, me fazia bem, e eu sentia que eles gostavam de conversar comigo. Havia uma afinidade genuína entre nós. Eles irradiavam um misto de otimismo e força em relação à vida. Eram pessoas dinâmicas e convictas no apego à vida.

Ambos refizeram suas vidas no Brasil. Ambos trabalhavam incansavelmente, se tornaram empresários e foram relativamente bem-sucedidos. Casaram-se, tiveram filhos e netos – construíram famílias. Eles não gostavam de falar sobre suas experiências relacionadas à Segunda Guerra Mundial e aos campos de concentração. Ambos tinham o passo apressado. Eram sintéticos e firmes em suas opiniões políticas e odiavam regimes totalitários. Não eram judeus religiosos, eram seculares. Ambos eram adeptos da atividade física como terapia, e suspeito que foi com eles que primeiro aprendi a importância da atividade física para o bem-estar e a saúde mental.

O depoimento de Samuel Schajer sobre o que ele vivenciou está gravado na Fundação Shoah,[3] fundação internacional de preservação da história e memória do Holocausto desenvolvida originalmente por Steven Spielberg, e em um livro,[4] no qual descreve a história e os detalhes da saga de sua sobrevivência. Josef era um homem de uma generosidade incomum, e o seu depoimento pessoal está registrado no filme *O relógio do meu avô*,[5] um documentário com o testemunho de alguns sobreviventes desse triste e sombrio período da história.

Quando eles me contaram a respeito desses depoimentos, após considerável insistência de minha parte, foi possível perceber neles, pela primeira vez, um discreto e disfarçado orgulho de estarem vivos e terem a oportunidade de relatar suas histórias para as futuras gerações. O re-

---

[3] A Fundação Shoah é uma organização que existe para promover a recordação da Shoah (Holocausto) da Segunda Guerra Mundial. É uma organização sem fins lucrativos criada por Steven Spielberg para gravar depoimentos em formato de vídeo de sobreviventes e outras testemunhas da Shoah. Entre 1994 e 1999, a Fundação realizou cerca de 52 mil entrevistas em 56 países e em 32 idiomas.
[4] SCHAJER, Samuel. *O relato de um sobrevivente*. Porto Alegre: EST, 2008.
[5] O RELÓGIO do meu avô. Direção de Alex Levy Heller. Rio de Janeiro: Mapa Filmes, 2012. (120 min), color.

gistro desses depoimentos é uma verdadeira vitória. Será que foram as características pessoais de personalidade que os ajudaram a se salvar? Ou foi a sorte, como afirmam vários sobreviventes? Ou será que se tornaram assim, justamente, porque viram o horror e as atrocidades da guerra tão de perto? Ou foi uma forma muito particular que encontraram para elaborar seus traumas psíquicos mais profundos?

A Segunda Guerra Mundial é um capítulo trágico e destrutivo da humanidade, no qual foram utilizados instrumentos até então impensáveis, como os fornos crematórios para seres humanos. A insanidade sem limites assinalou o pior da maldade humana, sobretudo porque não foi contida a tempo. Foi exatamente essa insanidade sem limites, a serviço de um Estado totalitário, que provocou um caos humanitário sem precedentes. E é um fenômeno conhecido que a insanidade militar e a violência, quando não contidas, só geram mais destruição e mais insanidade. As consequências políticas, econômicas, psicológicas, culturais e sociais da Segunda Guerra Mundial ainda estão presentes na sociedade contemporânea.

23
ÍMPETO

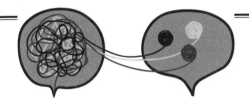

Dona Rosa estava próxima dos 90
e se dizia uma observadora atenta.
Visualizava, no horizonte do itinerário,
o delicado cenário.
Entretanto, mesmo um pouco mais lenta,
alimentava o antigo ímpeto literário.
E todas as semanas, pontualmente,
frequentava a oficina do Café Apolinário.

24

O PARAQUEDISTA

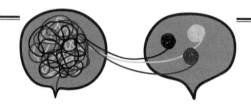

Pedro Henrique estava com 22 anos quando decidiu procurar ajuda psicológica. Foi direto ao assunto, me dizendo que seus problemas principais eram a ansiedade e a desatenção. Quando lhe indicaram meu nome como profissional dessa área, desejou saber se eu costumava indicar remédios e resolver os problemas com objetividade. Não queria muita conversa, não desejava realizar terapia. Apenas desejava resolver o seu problema. Quando lhe perguntei há quanto tempo estava apresentando ansiedade e desatenção, a resposta foi sumária:

– Desde sempre!

O maior problema, naquele momento, era a proximidade do final do curso universitário, pois se encontrava no último ano, e já sentia pânico somente em pensar na apresentação do trabalho de conclusão de curso (TCC) para uma banca de professores e para seus colegas. Na ocasião, não conseguia sequer começar o TCC.

– Não vou conseguir! É um pesadelo para mim!

Além disso, neste último ano do curso de administração, percebia de modo crescente mais dificuldade para ser aprovado nas disciplinas e necessitava estudar bem mais que o habitual, apesar de ter um histórico de bom desempenho no passado. Não sabia bem o que estava acontecendo com ele. Sentia-se diferente, mas sabia, com clareza, que sua cabeça estava longe. Estava nas alturas, literalmente, no céu! Havia decidido aprender a saltar de paraquedas com o objetivo de sentir-se mais corajoso, menos ansioso e melhorar a concentração.

– Tu tens certeza de que queres a minha ajuda para a ansiedade e a desatenção? Só de me falares em saltar de paraquedas eu já começo a ficar com medo. Tu és muito mais corajoso que eu! Mais que a maioria dos psiquiatras, psicanalistas e psicólogos que eu conheço.

Falei espontaneamente, com sinceridade, mas de um jeito divertido e bem-humorado. Realmente, havia admirado a sua coragem. Saltar de paraquedas é para poucos, somente para pessoas destemidas e para algumas pessoas impulsivas, o que não era o caso dele.

Pedro Henrique deu uma boa risada com a minha intervenção e então contou que essa ideia surgira assistindo a um filme, um documentário exatamente sobre paraquedismo. Gostou do filme, se entusiasmou e foi se aprofundando no assunto. Relatou que se sentia tímido para apresentações em público na escola e que nunca fora fácil manter a atenção nas aulas. Os pensamentos voavam nas direções mais variadas após apenas 15 minutos de aula.

Nas disciplinas em que tinha interesse ou apreciava o professor, conseguia manter a atenção, mas eram poucas. De modo geral, necessitava estudar bastante em casa para vencer as provas e os trabalhos escolares. Acreditava que tinha mais dificuldade que os colegas e, no seu íntimo, até se julgava com alguma limitação cognitiva.

Foi-se evidenciando que as dificuldades realmente aumentaram à medida que o curso se aproximava do seu final. Estava mais difícil levar alguns projetos adiante, no entanto reconhecia que essa era uma característica antiga: quando os problemas ou as dificuldades aumentavam, a sua tendência imediata sempre fora a desistência. E depois, como consequência, surgia a dolorosa frustração. Era um circuito cujo resultado final eram a tristeza e as ruminações de desvalia.

O caso de Pedro Henrique era interessante pelo aspecto curioso do tratamento que ele escolhera para melhorar seu problema de ansiedade e desatenção – saltar de paraquedas! Eu era um profissional habituado há muitos anos com tratamentos para ansiedade de *performance* com o uso de alguns medicamentos utilizados para hipertensão arterial – os betabloqueadores.[1] Em doses baixas e associados a algumas técnicas comportamentais básicas, eles geralmente apresentavam resultados bem positivos para os pacientes e gratificantes para os profissionais.

Porém, esse era o meu primeiro caso com a abordagem do paraquedismo. E, confesso, fiquei muito impressionado com aquele moço tímido, ansioso com o final do seu curso e certamente assustado com as inevitáveis e tumultuadas transições da sua etapa de vida. Eu não conhecia quase nada sobre paraquedismo a não ser as histórias descritas nos filmes sobre guerras. Precisava me atualizar – e com relativa urgência!

Assim como os detalhes sobre a história pessoal de um paciente são decisivos para o bom andamento de um tratamento, conhecer a história de um procedimento terapêutico é igualmente decisivo para saber utilizá-lo de modo adequado. A história do paraquedismo é relatada desde o século XIV, quando os chineses saltavam de torres com a ajuda de guarda-sóis com o intuito de animar as festas imperiais. No século XV, Leonardo da Vinci chegou a desenhar e projetar um paraquedas em forma de pirâmide.

O primeiro salto de paraquedas propriamente dito foi realizado em Paris em 1797. Até o início do século XX, os paraquedas eram empregados basicamente como equipamento de segurança para pilotos e tripulantes de aviões, principalmente durante a Primeira Guerra Mundial (1914-1918). Entretanto, o paraquedismo teve sua maior evolução ao longo da Segunda Guerra Mundial (1939-1945), quando foi amplamente utilizado pelas forças militares dos países envolvidos como meio de transporte para o desembarque de tropas e alimentos na retaguarda das linhas de defesa do

---

[1] Betabloqueadores são agentes sintéticos que bloqueiam receptores β-adrenérgicos, com consequentes efeitos anti-hipertensivos, antiarrítmicos, antienxaqueca e antitremor. Na psiquiatria, são frequentemente utilizados para manifestações somáticas associadas à ansiedade e também, pelo seu efeito contra a agressividade, em alguns quadros de autismo e descontrole dos impulsos.

inimigo. Após o término da guerra, os próprios militares perceberam a possibilidade da realização de saltos de paraquedas como esporte e diversão.

A progressiva introdução de melhorias e novos materiais, nas décadas de 1970 e 1980, trouxe ao paraquedismo avanços na dirigibilidade e na segurança e, como consequência, na prática dos saltos e também nos métodos de ensino. Atualmente, com as novas tecnologias incorporando matérias mais leves e resistentes, o paraquedismo conquistou um nível elevado de segurança e se popularizou universalmente.

Em síntese, o paraquedismo progrediu muito desde os chineses e se tornou um esporte de aventura, radical e popular, repleto de desafios e emoções.

– É muita adrenalina – me disse Pedro Henrique, descrevendo sua emoção ao saltar de paraquedas.

Mas e o aspecto terapêutico do paraquedismo? Como funciona? Como seria com Pedro Henrique? Será que a ansiedade havia se elevado pelo estresse de saltar de paraquedas? A procura de atendimento coincidia com o início da prática do paraquedismo. É sempre útil fazer perguntas aos pacientes, com o intuito de esclarecer os detalhes envolvidos na origem dos sintomas, problemas pessoais e suas histórias de vida.

Desde o início das nossas consultas, era nítido o entusiasmo de Pedro Henrique com o paraquedismo. No entanto, concluir seu TCC e pensar na apresentação oral era uma fonte de ansiedade permanente. Foram alguns meses de trabalho semanal para vencer as resistências na finalização da parte teórica. A utilização de doses baixas de metilfenidato foi importante e decisiva para ele conseguir se concentrar mais que 15 minutos enquanto escrevia seu trabalho.

Na sequência do tratamento semanal comigo, e também com a notável ajuda do paraquedismo, Pedro Henrique enfim se convenceu da necessidade de treinamento para realizar a apresentação oral para os professores e colegas. Enfatizei a importância de se escutar apresentando na frente do computador – é muito importante ouvir a própria voz –, assim como de apresentar para seus familiares e amigos próximos. Ouvir críticas e sugestões de como melhorar a *performance* é um auxílio simples nessas circunstâncias.

Para sua surpresa, ele percebeu a diminuição da ansiedade e sentiu-se um pouco mais confiante no seu desempenho. Armado da coragem de-

O PARAQUEDISTA 145

senvolvida no paraquedismo, do treinamento realizado nas apresentações e do quase sempre infalível betabloqueador, Pedro Henrique enfrentou a apresentação do seu TCC. Foi aprovado, e a ansiedade que sentiu durante a exposição oral foi tolerável. Não entrou em pânico, como era o temor que justificara a procura de ajuda especializada.

Concluída essa etapa da sua vida, sentiu uma liberdade enorme, e não restava dúvidas para ele de que o seu futuro se encontrava nas alturas. Viajou para a Austrália e a Nova Zelândia em busca de cursos de aperfeiçoamento no paraquedismo. Quando retornou, após seis meses, fez questão de marcar uma consulta para me atualizar das novidades. A principal novidade foi a ideia de se tornar piloto comercial. Havia evoluído nos saltos de paraquedas, sentia-se mais corajoso e notava que sua concentração melhorava agudamente quando praticava o treinamento no paraquedismo – o esporte e a emoção eram realmente eficazes para Pedro Henrique. O próximo passo seria realizar um curso de piloto de avião nos Estados Unidos, de preferência na Califórnia, mas antes fez um acordo com seus pais: permaneceria no Brasil durante pelo menos um ano trabalhando para economizar uma parte do valor do curso de piloto, que teria a duração de dois a três anos, e cujas provas de conclusão eram muito rigorosas, com um índice elevado de reprovação.

É interessante notar que Pedro Henrique não demonstrava nenhuma ansiedade ou preocupação em relação a essas provas, diferentemente do que ocorria na época em que pensava em concluir o TCC e fazer a apresentação oral. O paraquedismo foi, sem dúvida, o maior dos seus tratamentos para a ansiedade e a desatenção. A psiquiatria, no caso representada por mim, pôde auxiliá-lo com algumas ferramentas, como os betabloqueadores e algumas técnicas comportamentais básicas, além da compreensão sobre as dificuldades inerentes às transições da vida. Entretanto, com a ajuda do treinamento e da preparação necessários para a prática do paraquedismo, Pedro Henrique encontrou algo que fazia mais sentido.

25

A MENINA ALGARIADA

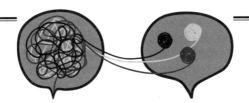

Dona Celeste atravessou a sua existência com uma postura altiva ante os acontecimentos. A cabeça erguida e aquela elegância simples se tornariam a sua marca inconfundível. Criou os quatro filhos para o mundo, ficou viúva e não se casou novamente, apesar de ter tido vários pretendentes. Residiu muitos anos sozinha, em sua pequena cidade do interior do estado do Rio Grande do Sul. Apesar de ser uma pessoa de muita vitalidade, se viu realmente em apuros para cuidar simultaneamente da pequena propriedade rural destinada à agricultura e das atribuições na cidade, onde, mesmo aposentada, exercia um cargo na prefeitura local, na área de promoção ao turismo e atividades culturais.

– As autoridades não valorizam a cultura. São poucos os políticos que realmente se importam em desenvolver a promoção das atividades culturais – ela me contou, com um misto de indignação e desapontamento, ainda durante a primeira consulta. – É uma tristeza a vida sem cultura. É como um deserto. Precisamos de cultura como de um oásis para as agruras da vida. A cultura faz a alma vibrar como uma sinfonia.

Ela era sensível e inteligente e, mesmo contrariada, no seu íntimo já havia percebido pelo andar dos acontecimentos dos últimos anos que não daria mais conta sozinha na tarefa de administrar aquela propriedade rural. Os filhos a pressionavam há alguns anos para vendê-la, pois exigia progressivamente mais dedicação e produzia cada vez menos resultados econômicos. Eles tinham sua agenda própria e não levavam muito em consideração o seu apego àquele lugar ou simplesmente não a compreendiam? E os dois funcionários da vida toda? Como fazer com eles? Eles encontrariam outro trabalho? E o custo da indenização? Os questionamentos a deixavam confusa, e ela não escolhia nenhum caminho.

Não era uma decisão fácil. A pequena propriedade era o que restara de herança da terra dos avós, que um dia fora uma estância importante na região, dedicada ao ramo da criação de gado. Ela era apegada àquele pedacinho de campo. Era um lugar repleto de lembranças da família, da infância e do início da juventude. Com a avó materna, que, assim como ela, também ficara viúva, tinha uma afinidade genuína no jeito de compreender a vida, de encarar a realidade, tanto as adversidades como as alegrias e conquistas.

Elas também compartilhavam o olhar em relação aos valores humanos, à enorme desigualdade social que assistiam nas periferias da região, que conheciam tão bem, e que, observadas todas as proporções, corresponde à desigualdade social brasileira. Interessavam-se ainda pela política, tanto local como estadual e nacional, e tinham o mesmo dom musical, que colocavam em prática em saraus noturnos na imensidão do campo.

A música era algo natural para elas. Ouviam música o tempo todo e cantavam com ótima afinação. Dona Celeste chegou a imaginar para si mesma uma carreira de cantora, no entanto a realidade da vida não permitiu mais do que uma participação de sucesso no coral da escola e, posteriormente, no da faculdade.

A herança da avó continha muito mais que o simples conteúdo materializado naquele pedaço de campo que tocara para Dona Celeste. Ela envolvia uma quantidade de conteúdos e significados, nuanças e detalhes emocionais que ultrapassavam as observações preliminares. Desfazer-se dessa propriedade era algo complexo. Era difícil pensar nesse assunto.

A vida na sua cidade era boa, calma, sem maiores surpresas, mas, com o passar dos anos, Dona Celeste foi sentindo o peso da idade, da solidão de residir longe dos filhos e das dificuldades inerentes à diminuição de vitalidade. Após muita reflexão, decidiu ir morar na capital. Iria residir com o filho menor, pois ele vivia sozinho; um faria companhia para o outro. Desistiu da ideia de vender seu "campo" e encontrou um amigo disposto a arrendar a sua propriedade durante cinco anos. Não ia ser muito rentável do ponto de vista financeiro, mas assim teria uma renda extra para compensar sua pequena aposentadoria. Ela era uma pessoa pragmática e equilibrada.

Dona Celeste, que estava com 73 anos, compareceu pontualmente à primeira consulta. Foi literalmente levada pela mão do filho mais velho, com o objetivo de compreender o que estava acontecendo com ela nas últimas semanas. Encontrava-se depressiva, confusa, sem a sua habitual disposição e energia. Consultar um psiquiatra era uma novidade para ela. Sentou-se em sua poltrona e me disse:

– Estar aqui é invenção dele! É uma sandice eu consultar um psiquiatra! Eu acho que não preciso do senhor. Eles acham que estou com depressão. Só porque fiz uma ou outra "confusãozinha" no inventário de uma tia que morreu alguns anos atrás. E o inventário era muito complicado, tinha mais de 20 herdeiros. Deixou quase nada para cada um dos herdeiros. Não sei por que aceitei ser a inventariante. Eu quero é voltar para minha casa. Para minha cidade, para o meu rancho lá fora.

Dona Celeste sabia que algo estava diferente com ela. Tinha receio de consultar-se com psiquiatras porque eles poderiam julgar que seu caso era grave e impor a ela uma hospitalização. Ela crescera impregnada do conhecimento popular segundo o qual consultar psiquiatras é para loucura grande.

– Eu vou me tratar com o senhor se o meu direito sagrado – e constitucional – de ir e vir livremente me for assegurado.

Se o senhor concordar com isso, nós vamos em frente, caso contrário, eu nem volto mais aqui a este consultório.
– Estamos de acordo – foi a minha resposta instantânea.

Era uma forma de contrato, não escrito, baseado apenas na confiança entre médico e paciente para uma tarefa que seria construída nos próximos tempos.

A verdade é que ela estava necessitando de algum grau de ajuda especializada para sair daquele quadro depressivo. E os filhos estavam acertadamente preocupados com a saúde emocional de Dona Celeste. Eles já haviam providenciado a investigação do seu quadro do ponto de vista neurológico e também realizado uma série de exames laboratoriais que não constataram nenhuma anormalidade no seu organismo. De fato, ela era um caso para a psiquiatria e, talvez, para uma psicoterapia breve, com ênfase nas perdas recentes, principalmente na mudança das suas atividades habituais na pequena cidade do interior para a cidade grande.

Entretanto, ela melhorou rapidamente com uma dose mínima de sulpirida, um remédio antigo como ela.[1] E eu me acostumei com seu jeito alegre e altivo nas consultas de revisão. Era sempre um prazer revê-la. Ela era naturalmente alegre e espontânea. Não havia desenvolvido uma certa hipocrisia, típica do convívio social nos grandes centros urbanos. Nessa primeira etapa do tratamento, ela evoluíra muito bem e ficou "100% boa".

Em uma consulta de revisão, após um longo período estável, quando dormia adequadamente e sem oscilações de humor – independente como era o seu costume –, e tendo retornado à sua rotina, que incluía academia, aulas de dança, atividades culturais, que tanto apreciava, fiz a seguinte observação:

– Dona Celeste, a senhora está ótima! A senhora não está nem depressiva e nem muito para cima. Só um pouquinho algariada!

Eu queria dizer que ela manifestava um discreto excesso de energia. Ela fez imediatamente uma expressão de alegria e felicidade. Abriu um sorriso grande e me disse:

---

[1] A sulpirida é um medicamento utilizado em doses baixas para depressão e em doses altas como tranquilizante maior ou antipsicótico.

– O senhor me lembrou a minha avó. Eu passava muito tempo com ela nas férias quando eu era menina. Que saudades daquele tempo! A minha avó usava esta expressão para me descrever:
– Mas que que menina mais algariada, essa Celeste! Vive cantando e dançando. Ela é algariada de nascença, está sempre alegre.

Sua avó a conhecia muito bem. E pelo jeito tinha a facilidade e a sabedoria das pessoas experientes na identificação precoce do temperamento das pessoas.

Enquanto escrevo esta pequena história, Dona Celeste está chegando aos 80 anos – idade emblemática – e continua sendo uma pessoa elegante, independente e musical. Nos últimos anos, apresentou pequenas recaídas no seu quadro emocional e em alguns períodos reagia com irritabilidade além do habitual quando contrariada em seus desejos. Nesses períodos, ficava braba comigo quando eu indicava aumento da dosagem de seu medicamento, porque o efeito colateral principal era a piora do seu tremor essencial.

Esses períodos se relacionavam aos momentos de tomar decisões em relação à propriedade rural. Ela sabia que o mais razoável seria vender a propriedade e melhorar a qualidade de vida, mas sofria, se irritava, perdia o sono e se chateava. E o convívio se tornava um pouco difícil. Finalmente, depois de um debate interior acirrado, como os debates políticos em tempos de eleições, decidiu-se pela venda da propriedade. Era o mais razoável, e os filhos, que sempre sugeriam essa conduta, estavam certos dessa vez.

A expressão algariada se tornou, com o passar dos anos, uma espécie de termômetro psicológico para verificarmos a oscilação do seu humor. Como está a senhora? Muito algariada? Pouco algariada? Zero algariada? Ao escolhermos, de comum acordo, essa maneira de nos referirmos ao seu estado emocional, encontramos um ponto de sintonia, um ponto de contato efetivo e afetivo com o seu passado. Para Dona Celeste, foi uma expressão que fez sentido.

A MENINA ALGARIADA 151

26

DESABAFO INFINITO

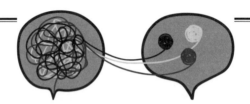

Não consigo dormir direito.
Talvez eu deva aprender a viver SEM.
Sem pai.
Sem dinheiro.
Sem perspectiva.
Sem dançar.
Sem segurança.
Sem tranquilidade.
Sem apoio.
Sem alegrias.
Sem cigarros.
Sem diversão.
Sem Rivotril.
Sem chance.
Sem sonhos.
Sem harmonia.

Sem poder dar nada para os meus filhos.
Sem energia.
Sem coragem.
Sem norte.
Sem um pingo de paz.
SEM!

27

O PROTAGONISTA DOS ACONTECIMENTOS

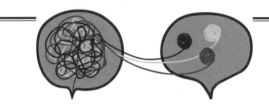

Seu Dino foi encaminhado por um amigo, médico clínico geral, para consultar-se comigo com o objetivo de revisar o tratamento farmacológico de insônia e ansiedade insistentes. Ele era uma figura incomum. Não marcava consulta. Aparecia no consultório no horário que desejava e, muito educadamente, pedia licença para o paciente que estava aguardando na sala de espera e solicitava alguns minutos comigo.

– Dr. Fernando, é rapidinho! Só uma orientação de como tomar o remédio corretamente – dizia Seu Dino, de modo simpático e praticamente irrecusável. Nessa época ele já contava quase 80 anos.

No início foi complicado, mas não tinha jeito de modificarmos o seu comportamento. Seu Dino era uma pessoa enérgica, inteligente e já se encontrava aposentado como professor universitário há muitos anos. Ainda trabalhava nos seus negócios particulares de modo eficiente e satisfatório. Afirmava que trabalhar era bom para manter a mente atualizada. Uma de suas principais queixas, além da ansiedade, era um pesadelo recorrente:

– Tenho tido uns sonhos estranhos nos últimos tempos. São cenas nas quais sinto medo de ser flechado, de ser agredido. São situações alarmantes em que me encontro em perigo iminente. É uma sensação de insegurança danada.

Ele queria que eu apenas acertasse sua medicação para melhorar a ansiedade e o sono; desejava algum alívio para aquele quadro de aflição interior. Era somente esse o seu desejo. Ele também gostava de me dar conselhos em várias áreas da vida; dizia que isso se devia ao seu passado de professor.

Com o passar do tempo, fui convencendo Seu Dino de que ele deveria aparecer no consultório ao final da manhã ou ao final da tarde. O argumento que eu utilizava era que, assim, teria mais tempo para conversar com ele; eu necessitava de tempo para compreender o seu problema, e, então, poder ajudá-lo. Os meus esforços nesse sentido não obtinham muito sucesso.

– Dr. Fernando, eu não quero terapia. O meu problema é só ajeitar a medicação e apanhar as receitas. É fácil e rapidinho – ele me dizia nos nossos encontros.

É interessante como são as diferentes perspectivas. Para Seu Dino, o seu tratamento era fácil e, para mim, era difícil e complicado. Estávamos no final dos anos 1990, uma época que ainda se caracterizava por um certo deslumbramento e uma crença quase ilimitada na capacidade dos medicamentos antidepressivos e ansiolíticos. De fato, ele havia obtido um considerável alívio no quadro de ansiedade e impaciência com o uso da paroxetina,[1] e seu clínico geral insistiu que não lhe daria mais receitas se

---

[1] A paroxetina é um inibidor seletivo da recaptação da serotonina, que atua nas sinapses do sistema nervoso central. É indicada no tratamento da depressão e, em doses baixas, é eficiente no tratamento de quadros de ansiedade.

não consultasse um psiquiatra. Ele usava o mesmo expediente de aparecer sem marcar consulta com o clínico geral.

– Psiquiatra não é para mim! Não preciso – afirmava.

Aos poucos seu Dino foi se convencendo de que estava necessitando de alguns conselhos para se acalmar. Afinal de contas, estava ficando mais velho e não sabia por qual motivo a costumeira impaciência aumentara a ponto de toda a família se queixar dele. Seria a idade? Seria o efeito colateral dos medicamentos para pressão arterial? Seria alguma dificuldade financeira pelos salários dos professores estarem sem aumento há muito tempo? Ou seria a "caduquice" chegando? Será mesmo? Pensou Seu Dino de modo bem-humorado. Seria ainda um conflito conjugal, comum em casais de mais idade, pois também considerava a esposa uma mulher muito "mandona"? Ou todas as questões simultaneamente? Provavelmente era o conjunto dessas questões em uma interação inevitável.

O processo de verificação objetiva dos sintomas na psiquiatria é mais complexo do que em outras especialidades médicas devido às variáveis subjetivas envolvidas. O quadro clínico é matizado pela variedade de tonalidades emocionais da pessoa, com a sua singular história de vida, associadas ao conteúdo dos acontecimentos e relacionadas a cada etapa específica da vida. Os fatos reais, às vezes, são deixados em segundo plano em favor das versões contaminadas por nossas percepções, que, invariavelmente, carregam distorções, às vezes maiores e outras vezes menores.

O tratamento de Seu Dino seguia o ritmo que ele determinava. Com paciência, perseverança e seguindo o ditado "devagar se vai ao longe", chegamos a alguns acordos. Eu lhe forneceria as receitas se ele concordasse em permitir o meu contato com algum familiar e também, de tempos em tempos – bem de tempos em tempos –, realizasse uma consulta. Ele considerou justa a minha oferta de tratamento.

E assim se passaram muitos anos. Seu Dino gostava de me contar as passagens interessantes da sua vida, do tempo do "protagonismo dos acontecimentos".

Saiu da casa dos pais, no interior do estado, aos 15 anos e veio estudar no Colégio Militar de Porto Alegre, onde, alguns anos mais tarde, se tornaria professor de matemática. Revelou-me que sempre fora agitado – de não parar quieto no mesmo lugar; era reconhecido pelos colegas e superiores como uma pessoa atrevida e corajosa. Seu apelido entre os amigos era "peito de aço" devido à postura física ereta, por ser intrépido e, em geral, não demonstrar medo ante as adversidades. Depois que se aposentou da universidade, passou a atuar no mercado financeiro, onde obteve relativo sucesso e construiu uma aposentadoria um pouco mais segura que apenas o salário de professor aposentado.

– A gente precisa se preocupar com a família, com os filhos e netos. O senhor precisa conhecer a minha neta. É muito inteligente, puxou à mãe dela. Não é que eu queira me exibir, mas elas puxaram a mim.

Quando surgia uma oportunidade nas nossas consultas, ele aproveitava para me dar conselhos em relação a temas econômicos. Lembro bem de um deles pela sua atualidade:

– O senhor tem que investir no mercado financeiro e comprar ações. É o melhor jeito de valorizar o seu patrimônio. É superior a todos os demais investimentos. Nunca se esqueça!

No entanto, a vida lhe preparou uma perda difícil e bem dolorosa. Um dia ele me contou que havia estado no oftalmologista, que o grau dos óculos aumentara e a cirurgia para catarata não havia produzido os resultados esperados. Pior ainda, deveria realizar um novo tratamento, para uma perda progressiva da visão, que impedia determinadas atividades, e ele já havia reconhecido, depois de muita insistência familiar, que não poderia mais dirigir seu automóvel. Não era mais possível dirigir com segurança. A percepção do prejuízo que essa perda de visão causava na sua autonomia cotidiana gerava um grau elevado de tristeza, e a insônia, por sua vez, insistia em se tornar sua companhia quase inseparável, apesar do aumento das doses dos medicamentos.

Usei diversas estratégias terapêuticas, ouvi a opinião de outros colegas da psiquiatria e conseguimos resultados que lhe proporcionaram alguma estabilidade no quadro emocional. Ele havia recuperado, ao menos parcialmente, a altivez de sempre, e costumava me dizer:

– Não vou me entregar assim tão fácil.

No entanto, ele não era mais o Seu Dino de antigamente. Ainda encontrava energia e protestava, me reafirmava que não era homem de obedecer às ordens das outras pessoas:

– O senhor imagina só: a minha esposa e a minha filha, que o senhor conheceu, a Maria Laura, me proibiram de andar sozinho na rua. Imagina só! É claro que não vou obedecê-las!

Ele ainda conservava a energia suficiente para o desafio de andar sozinho pela rua, mas, em um dia em que foi sozinho para a nossa revisão habitual, eu fiquei preocupado, pois o achei mais abatido. Porém, ele estava orgulhoso de ainda ter ido à consulta sozinho. Ele era "rueiro", invariavelmente encontrava uma tarefa para ir a algum lugar. Decidi observar com meus próprios olhos o modo como ele andava pelas ruas, pois ele me relatava que praticamente só enxergava vultos, sem muita nitidez na visão. Combinei com Seu Dino uma revisão para dali a 15 dias, em um sábado pela manhã. Assim eu teria tempo livre para observá-lo melhor. Ao final da revisão, disse que iria acompanhá-lo até a saída do prédio.

– Não precisa se incomodar, Dr. Fernando.
– Não é incômodo nenhum. Assim eu me movimento um pouco – respondi.

E desse modo eu o acompanhei até a saída do prédio, me despedi dele e, sem que ele percebesse, o segui pela rua durante aproximadamente 15 minutos, o tempo necessário para percorrermos algumas quadras. Era inacreditável como um senhor da idade dele atravessava as ruas: usava o braço estendido com a palma da mão aberta para sinalizar aos automóveis que ele iria atravessar a rua. Era o famoso sinal de pare. Ele tentava seguir seu ritmo como se ainda fosse o jovem e intrépido "peito de aço". Recusava-se a perder a independência de andar sozinho pelas ruas, ainda que correndo riscos. Mesmo com a dificuldade visual progressiva e as limitações da idade avançada, ele não aceitava modificar seu jeito de ser. E é importante mencionar aqui que essa história aconteceu muito antes da realização da campanha de conscientização do braço estendido com a palma da mão aberta – como sinal de pare –, do ano de 2014, em Porto Alegre.

Naquele dia, quando retornei ao consultório, entrei em contato com os familiares do Seu Dino, especificamente sua filha, Maria Laura, para relatar essa situação. Teríamos que conversar e encontrar alguma maneira de acompanhá-lo nas suas saídas de casa. Seu Dino já faleceu há muitos anos. Foi uma figura marcante como pessoa, atrevido, forte e corajoso até o fim. Em um dos últimos encontros de revisão, ele me confidenciou:

– Na verdade, é difícil não enxergar bem, usar bengala e aceitar a ajuda de uma assistente, mas eu preciso aceitar, não tenho escolha. É a realidade.

Seu Dino acabou sendo, de fato, "flechado", como muito bem expressavam seus pesadelos ameaçadores de há muito tempo, relatados com clareza lá no início do nosso tratamento. Ele lutou bravamente enquanto foi possível, mas, àquela altura, não poderia mais ser o que tanto apreciava no passado – "o protagonista dos acontecimentos".

28

O SONHO COM METEOROS

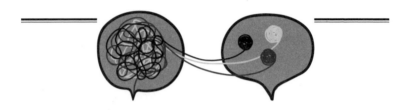

Richard procurou ajuda aos 35 anos, quando se deu conta de que poderia aproveitar melhor sua vida. Sentia falta de mais qualidade no seu dia a dia, principalmente nas atividades relacionadas ao lazer. Reconhecia que já estava mais do que na hora de valorizar adequadamente as suas reais possibilidades e verdadeiras capacidades. No entanto, considerava esse desafio algo difícil e não se sentia em condições de encontrar soluções sem o auxílio de uma ajuda especializada.

Ele se descrevia como uma pessoa ocupada e preocupada com as obrigações da vida. Gostava de sentir, desde criança, a sensação do dever cumprido e da tarefa bem realizada. De preferência, muito bem realizada – e é provável que tenha sido justamente essa característica a maior responsável pelas diversas promoções recebidas na empresa em que ingressara, aos 17 anos, no cargo de estagiário e chegara a ocupar o cargo de diretor administrativo. A pressão permanente do trabalho e o excesso dos deveres o levavam, de modo geral, ao adiamento dos prazeres.

Nos piores momentos da vida, em situações de estresse, em circunstâncias difíceis por natureza, encontrava no isolamento social o seu refúgio predileto, uma espécie de ambiente protegido por um ferrolho, um local seguro, livre das muitas ameaças sempre à espreita nas esquinas e nos cruzamentos complexos da vida. Evitava, inicialmente sem perceber, o convívio com os amigos e familiares de modo espontâneo e automático. Esse processo durava determinado período de tempo e, assim como surgia sem aviso, se dissipava como uma nuvem.

Richard decidiu procurar ajuda psiquiátrica quando notou a frequência diária de seu refúgio nos últimos três meses. Sentiu algo diferente, como uma súbita luz vermelha no semáforo, que exige colocar o pé no freio; um sinal de perigo fora acionado.

Vivia um momento especial de sua trajetória profissional, pois há um ano fora promovido ao cargo de diretor administrativo, com a perspectiva de ter mais autonomia, liberdade de ação e poder em decisões estratégicas. Atingira uma posição de liderança e inegável sucesso em sua carreira profissional. Entretanto, notou que, nos últimos tempos, um desconforto crescente, acompanhado de inquietude interna, o desacomodava, provocava uma sensação de mal-estar impreciso, descrita simplesmente como algo ruim – uma coisa chata. Relacionava essa sensação, a princípio, somente ao excesso da carga de trabalho dos últimos meses.

No mundo corporativo, ao qual Richard pertencia, uma área dominada por sutilezas é a de gestão de recursos humanos. Não é uma tarefa fácil encontrar pessoas comprometidas e dedicadas ao trabalho com seriedade e responsabilidade. E Richard tinha esses atributos. Ele se encaixava perfeitamente no perfil desejado pelo novo presidente da empresa e fora convidado para ser diretor administrativo da área de novos negócios, com o objetivo de prospectar novos mercados, tanto no Brasil como no exterior. Esse convite fora acompanhado de um considerável aumento salarial. Mais ainda, ele poderia exercer o lado empreendedor de sua personalidade e teria também direito a um bônus adicional, dependendo dos resultados alcançados.

Finalmente, após quase 18 anos de trabalho, seria possível adquirir o primeiro apartamento. O seu desejo, o sonho antigo, porém, era morar em uma casa. Já havia imaginado na sua mente como seria o projeto. Uma casa ampla, simples, mas com pátio e piscina – sonhos para o futuro, ele pensava. Aliás, esses sonhos de construção o alegravam, eram como uma verdadeira terapia que ele praticava solitariamente e o faziam despertar do seu refúgio. Por meio desses sonhos, conseguia sair do ferrolho do isolamento. Eram, verdadeiramente, sonhos ou devaneios psicoterapêuticos.

À medida que transcorria o tempo e se habituava às novas atribuições, Richard desenvolvia a noção de que deveria estar preparado para os atritos e invejas que a sua promoção havia despertado, pois vários candidatos para o mesmo cargo não foram contemplados, e nem todas as pessoas se conformam facilmente com as frustrações que a vida reserva. Era prudente estar alerta para diversas intercorrências e, até mesmo, aprender a se desviar de armadilhas contra ele.

Os conflitos e a tensão dentro na empresa se encontravam em um nível elevado, acima do razoável, devido a uma reestruturação interna, com ênfase na qualidade dos processos organizacionais, ocorrida ao longo dos últimos dois anos. A corporação havia assumido protagonismo no seu setor de atuação, e os resultados, expressos no balanço anual, mais do que satisfatórios, foram acima do esperado. Por sua vez, Richard aprendera que era um círculo vicioso: resultados melhores geravam maiores expectativas de resultado, novas metas e novos desafios, e, como consequência, excesso de trabalho para o próximo período. Era um ciclo permanente, inerente à cultura de obsessão pelo trabalho da sociedade moderna.

Será que foi essa percepção – da existência de um círculo vicioso – o gatilho para o retorno ao seu refúgio? O incômodo não era claro o suficiente. Ou ele percebera que aquela situação não teria possibilidades verdadeiras de mudanças e, por consequência, sua vida corria sérios riscos de resultar em frustrações e decepções?

O pai de Richard falecera em um acidente aéreo quando ele contava 6 anos. No início da adolescência, aos 16, um irmão adoecera gravemente e falecera em poucos meses de uma doença rara, sem perspectivas de cura pela medicina da época. Acostumado ao mundo das perdas, ele compreendeu cedo que uma das suas principais alternativas de sobrevivência seria a dedicação aos estudos e a aquisição de conhecimento. Gostava naturalmente de estudar e se adiantar na escola. Geralmente ele antecipava o estudo dos conteúdos que seriam ministrados nos meses subsequentes – a antecipação já era uma característica da sua personalidade –, e muito cedo aprendeu que o sucesso no estudo dependia somente dele, do seu próprio esforço.

O pai era de origem sueca e a mãe, descendente de alemães. O trabalho, para sua família, era um valor importante e necessário, não só para o sustento, mas, sobretudo, como fonte de realizações e gratificações. A família residia em uma cidade do interior do Rio Grande do Sul, próxima de Porto Alegre, e lá Richard cursou o primeiro grau, equivalente ao ensino fundamental.

Aos 14 anos foi residir com uma tia materna em Porto Alegre, com o objetivo de ingressar em uma escola pública para cursar o segundo grau, hoje denominado ensino médio. Desejava ser engenheiro e fazia muitos planos para seu futuro. Tinha planos de estudar e construir algo importante e que fizesse alguma diferença na qualidade de vida das pessoas. Esse devaneio ou fantasia era uma boa companhia e o ajudava a suportar os momentos difíceis de insegurança, normais na adolescência. Aos 17 anos, ingressou na Universidade Federal do Rio Grande do Sul (UFRGS). Estudar não era problema para Richard, logo a faculdade não lhe traria dificuldades adicionais. No segundo mês de faculdade, por meio de um convênio da universidade, ingressou como estagiário na empresa onde permaneceu nos 18 anos seguintes – simbolicamente, atingira uma espécie de maioridade profissional.

Os obstáculos nessa jornada profissional foram enfrentados com boas doses de esforço, determinação, estratégia e planejamento, mas, principalmente, com o foco voltado para a qualidade e os resultados. E todos nós, de uma forma ou de outra, dependemos dos resultados para termos mais ou menos êxito em nossas atividades. A ausência de resultados positivos significa que algo não saiu a contento, que algo deu errado e, na maioria das vezes, significa um fracasso.

Os fracassos são esperados, são normais. O problema principal é aceitá-los e aprender com eles, aprender a enfrentá-los. Esse é o ritmo natural do aprendizado. E é difícil haver aprendizado sem sofrimento. Richard tinha a capacidade de aprender com os fracassos e não se deixar abater por eles. Essa característica, além das outras já mencionadas, o transformava em um funcionário que, na linguagem empresarial, "entregava" resultados substantivos e, o mais importante, os resultados eram de inegável qualidade do ponto de vista técnico.

Em geral, Richard surpreendia positivamente quando se fazia necessário encontrar soluções para problemas complexos. Com o tempo, tornou-se especialista em determinados projetos que envolviam especificidades nos financiamentos internacionais e passou a ser considerado pelos colegas uma peça imprescindível na empresa. No entanto, Richard não era dado a muitas ilusões, tinha os pés bem no chão e sabia perfeitamente que ninguém é insubstituível no mundo profissional – e ele estava certo a esse respeito.

O problema principal para Richard nos momentos de crescimento pessoal ou profissional era o surgimento de uma aflição difusa, um quadro de ansiedade acompanhado do medo de que algo saísse errado e, em algumas oportunidades, ideias cujo conteúdo era de catástrofe ou ruína. Não compreendia como surgiam essas ideias. O pior era que elas se espalhavam instantaneamente e acabavam por dominar o seu panorama psicológico. E tudo isso em uma fração de segundo, que fazia desaparecer toda a tranquilidade conquistada.

Quando Richard me relatou algumas passagens de sua infância e as poucas lembranças da distante morte do pai em um acidente aéreo, na véspera do Natal, lembrava de como a vida havia se tornado diferente – mais vazia e sombria. A mãe, que não trabalhava, passou a atuar como professora; ele, que era o irmão mais velho, mesmo com a pouca idade, foi convocado para ajudar nos cuidados com os outros dois irmãos menores, um de 4 anos e outro de 2; alguns familiares auxiliavam financeiramente, na medida do possível, para compensar a precoce morte paterna.

Havia solidariedade familiar – e também havia muito afeto. Será que foi nessa época o início do sistema de refúgio no isolamento? Para um segmento da psiquiatria atual, talvez esse isolamento já fosse considerado uma forma de depressão que se inicia na infância, após situações traumáticas, como a morte de um dos pais. Para outros segmentos, seria apenas um sintoma normal de tristeza.

Richard lembrava-se, falando sobre sua infância, de um sonho muito vívido: meteoros caíam onde ele estava, causando um cenário desolador de destruição e escombros ao seu redor. E, por óbvio, com muitas pessoas mortas. Aquele sonho fora marcante e representava a memória de uma catástrofe verdadeira. O sonho evidentemente também era um sinal de perigo e, simultaneamente, uma confirmação da sensação de desamparo que acompanha a morte abrupta de pessoas queridas em acidentes. A morte do irmão, alguns anos mais tarde, foi uma espécie de confirmação da queda de meteoros no âmbito da vida familiar e pessoal. O *sonho com meteoros* caindo tornou-se uma expressão frequente no nosso trabalho na psicoterapia.

Richard desejava conversar sobre seus problemas e também encontrar uma solução para aquele refúgio no isolamento afetivo. O maior desafio naquele momento era não ser absorvido pelas intermináveis exigências profissionais e se dedicar mais ao lazer em sua vida. Havia um outro tema delicado na sua vida pessoal, que gerava uma preocupação permanente. Era o relacionamento com o filho, Albert, fruto do primeiro casamento, que durara poucos meses.

A separação fora consensual e sem maiores atritos, porém a consequência direta foi a distância do filho, pois a ex-esposa residia em uma cidade da fronteira do Rio Grande do Sul com Santa Catarina. Eram quase cinco horas e meia de viagem para ver o filho. Sentia falta de estar perto dele, de conviver mais com ele, mas o menino era apegado à mãe e à família materna. O relacionamento entre eles era distante, mas Richard insistia em um contato mais efetivo e afetivo. E insistia até o limite do que era possível.

Durante as férias, o convívio aumentava um pouco. No íntimo, Richard cultivava a esperança de que o filho, assim como ele no passado, um dia desejasse estudar em Porto Alegre. Acreditava no tempo, ou utilizava o tempo para alimentar a esperança, como um alento por essa difícil aproximação com Albert. Gostava de viajar para visitá-lo, apreciava a paisagem da estrada. Ao se afastar dos centros urbanos, o horizonte com o predomínio de campos verdes era um cenário agradável para sua mente – o acalmava. De fato, a cor verde é uma cor que tem efeito ansiolítico.

Richard era um paciente que apresentava facilidade para as nuanças e complexidades do raciocínio psicológico dirigido ao *insight* e, naquele momento, encontrava-se motivado a promover mudanças na sua vida; logo, ele tinha grandes chances de uma evolução favorável na psicoterapia. Mas o que o levara a frequentar o refúgio ou ferrolho do isolamento afetivo nos últimos meses? O que estaria pressionando tanto a sua mente? Por que naquele momento procurou ajuda psicológica pela primeira vez na sua vida?

Após algum tempo, Richard foi percebendo que o novo cargo na empresa lhe trouxera mais problemas que gratificações, mais temas complicados – quase insolúveis – e muito menos autonomia executiva que o combinado previamente. Era como ter, permanentemente, um sócio majoritário no trabalho. Perdia horas dedicadas à solução de um problema específico, tempo precioso, e na hora H o chefe da matriz da empresa, localizada nos Estados Unidos, tomava outra decisão. No entanto, a responsabilidade recairia sobre Richard se algo saísse errado no projeto original.

Ainda havia o ambiente corporativo excessivamente competitivo, por vezes tóxico, com inevitáveis invejas e deslealdades. Ele não conseguia se adaptar a esses novos tempos, discordava de algumas soluções técnicas, e a sua formação pessoal o impedia de simplesmente concordar, apesar de não ser do seu temperamento reclamar ou discordar com ênfase sobre qualquer assunto. Pelo contrário, ele era a pessoa que geralmente concordava, fazia concessões para o trabalho avançar. A sua realização verdadeira era observar o trabalho avançar e ser concluído. E depois, com o tempo, ver o trabalho ser desenvolvido e aprimorado. Essa era a parte boa, a parte que o gratificava.

Um aspecto essencial do processo na psicoterapia psicodinâmica é reconhecer o nosso funcionamento psicológico quando estamos em interação com as outras pessoas, seja no trabalho, nos relacionamentos afetivos ou interpessoais em geral.[1] Richard foi aprendendo e se conscientizando de que aquele tipo de vínculo incluía uma certa dose de espoliação dos seus talentos e capacidades e consumia grande parte da sua energia criativa.

Com a evolução do nosso trabalho, ele foi percebendo e se conscientizando de que não conseguiria permanecer indefinidamente naquela situação. Sentia-se, de certa forma, pressionado a ser algo que não era na sua essência. Aquele tipo particular de vínculo justificava a causa principal do mal-estar difuso e do desconforto emocional. Havia melhorado, saído do refúgio com ferrolho que o protegia, mas não conseguia mais ter a mesma dedicação e vontade de seguir adiante naquela tarefa profissional. Houve uma mudança interior que o impedia de continuar naquele tipo de vínculo, que, em resumo, o explorava e o atormentava.

Após pouco mais de um ano do início de nosso trabalho psicoterápico e depois de diversas tentativas de continuar trabalhando naquele ambiente profissional, Richard tomou a decisão de sair da empresa. Antes, porém, tratou de assegurar que não ficaria vulnerável do ponto de vista financeiro, pois havia aplicado as suas economias num projeto pessoal que estava em vias de apresentar resultados bem satisfatórios. Seria a sua tão sonhada liberdade? Se tudo desse certo, sim, mas, como sempre, dependia dos resultados do empreendimento. Os resultados, sempre eles, mesmo contra a nossa vontade, determinam o nosso futuro de uma forma ou de outra.

---

[1] Conforme Michael Stone, no livro *A cura da mente*, "Um dos objetivos principais das psicoterapias psicodinâmicas é o desenvolvimento de uma atmosfera que possibilite o surgimento de temas psicológicos proibidos de virem à tona, construindo assim o caminho que levará à remoção do sofrimento e o desenvolvimento de novas competências adaptativas para os pacientes" (STONE, Michael H. *A cura da mente*: história da psiquiatria da antiguidade até o presente. Porto Alegre: Artmed, 1999).

A saída não seria fácil, pois fora uma vida toda dedicada àquela empresa – estava lá há mais de 18 anos. Havia aprendido muito, existia uma gratidão genuína e um forte vínculo afetivo. Mesmo em detrimento das vantagens financeiras evidentes, aquele tipo de atuação profissional o prejudicava nos itens mais valorizados por ele – qualidade técnica e liberdade pessoal. A saída se dera pelo reconhecimento de que a sua preciosa liberdade de pensamento e ação estava sendo abandonada. Na verdade, ele estava amarrado às ordens e ideias de outras pessoas, alguns superiores na hierarquia, que tinham uma agenda diferente da dele. Não se tratava de alguém estar certo ou errado. A direção da empresa tinha uma filosofia, e Richard tinha outra. A colisão entre essas diferenças seguiu um rumo inevitável.

As tratativas para a saída da empresa duraram mais de um ano. Foi necessário o treinamento de uma outra pessoa para a sua função; um acerto financeiro complexo foi cuidadosamente construído e, no final, a saída foi amigável, dentro do esperado por ambas as partes.

Richard decidiu, na sequência do desligamento da empresa, que faria uma viagem sozinho. Seria uma espécie de ano sabático, como no mundo acadêmico. Sentia necessidade de se dedicar a ele próprio, realizar o que lhe desse vontade, não ter uma agenda definida e voltar a estudar, fazer algo de que gostasse verdadeiramente. A ideia era aperfeiçoar os idiomas que gostava de estudar – inglês e alemão. Estudava-os desde a infância. Um desejo específico, inserido nessa viagem, seria conhecer a Suécia e a Alemanha e estabelecer ou restabelecer as conexões com a origem de seus familiares.

A psicoterapia fora bem-sucedida, e Richard estava melhor, sem ideias de ruína, mais leve e feliz com sua decisão de sair da empresa e exercitar a liberdade individual. Havia um alívio no seu semblante, e ele também já dedicava mais horas às atividades de lazer. Era uma boa novidade e um bom resultado do nosso trabalho.

– A vida está com mais sabor! – foi seu comentário agradável ao se despedir, em uma de nossas últimas sessões de psicoterapia, antes de partir para seu ano sabático.

Dominique, sua namorada, não gostou muito da ideia de Richard viajar um ano e travou uma negociação difícil para que a viagem fosse abreviada para apenas seis meses de duração. Richard partiu inicialmente para a Alemanha, onde ficaria três meses, e depois para outros três meses na Suécia, em Estocolmo. Quando retornou da viagem, me contou como sentira algo estranho. Tanto na Alemanha como na Suécia, ele sentiu que estava em casa, que aquele era o seu verdadeiro lugar, como se estivesse em um ambiente familiar, acompanhado de genuína sensação de segurança e de paz interior. Não sabia explicar exatamente, mas a sensação era boa, de familiaridade.

– Eles são organizados! Tudo acontece na hora marcada!
– ele disse.

Essa sensação poderia ser explicada por se tratar dos países de origem da sua família. No entanto, havia outras características que chamavam a sua atenção. Eram países de culturas progressistas, sem preconceitos, as pessoas eram calmas, educadas e tudo era organizado. A atmosfera predominante era de tranquilidade, tudo funcionava no horário, havia pouco espaço para a improvisação e não se perdia tempo com burocracias inúteis. Chegou a sonhar com mudanças definitivas, do tipo residir em Berlim, uma cidade reunificada e efervescente, um novo polo cultural e tecnológico da Europa. No entanto, a situação profissional e, principalmente, a realidade econômica não permitiriam a evolução dessa ideia. Foi apenas mais um sonho, mais um devaneio. Referiu que, durante o período em que esteve viajando, nunca frequentou o seu refúgio no isolamento e tampouco teve ideias catastróficas. Não havia meteoros caindo ao seu redor.

Dominique visitou Richard em duas oportunidades durante aquela viagem e, mesmo um pouco contrariada, não teve escolha a não ser aceitar a decisão dele de prolongar sua estada na Suécia, onde também foi possível realizar mais um curso avançado de inglês e um curso sobre novas técnicas de engenharia em saneamento básico. Aquela viagem foi um grande tratamento psicológico para Richard! Ele se encontrou consigo mesmo de uma forma diferente da que tinha feito até então na sua vida. E percebeu na cultura daqueles países que o seu jeito de ser era normal.

Na sua volta ao Brasil, após praticamente um ano no exterior, eles decidiram se casar, e ele seguiu a vida em frente, retomando seus desafios profissionais, mas agora com projetos próprios. Seria o seu próprio chefe. Um desses projetos era a consolidação de uma rede regional de cursos de inglês para crianças que havia estabelecido bem antes de viajar e se encontrava em desenvolvimento satisfatório, com excelente aceitação do público e resultados gratificantes sob todos os aspectos. O outro empreendimento, em companhia de um amigo de infância, relacionava-se a projetos de engenharia na área de saneamento básico – o sonho de construir algo que ajudasse outras pessoas estava a caminho de ser concretizado. Havia uma necessidade intrínseca de ajudar outras pessoas, e a área do saneamento básico se enquadrava nesse quesito.

Richard reconhecia que estava se envolvendo em um projeto grande e trabalhoso. Conhecia diversas linhas de financiamento – a sua *expertise* – no Governo Federal e na iniciativa privada, específicas para essa área, sempre tão carente em nosso país. O grande risco, entretanto, era a dose excessiva de dependência do governo, mas na vida não existe ausência de riscos. E Richard, além de ter confiança em si mesmo, não temia correr riscos. Ele encontrava uma motivação especial nesse projeto, pois o considerava com senso elevado de propósito e com honestidade, e esses aspectos eram decisivos para o seu envolvimento e comprometimento.

Nos 22 anos seguintes, Richard realizou algumas consultas de revisão para me atualizar sobre as novidades da sua vida e duas temporadas de psicoterapia, quando se percebia frequentando o habitual refúgio no isolamento ou quando era assaltado pelo velho fantasma de catástrofes iminentes e ideias de ruína. Quando ele fazia contato para marcar uma consulta, eu logo imaginava que estaria sonhando com os meteoros caindo novamente. Talvez houvesse algum perigo à vista.

De modo geral, Richard evoluiu bem nesses anos todos, apesar de ter os altos e baixos normais da vida de qualquer pessoa. Estava feliz no casamento, tivera mais duas filhas, que eram motivo de alegria permanente na família. A casa vivia cheia – sim, morava agora numa casa, exatamente como havia idealizado na sua juventude, uma casa ampla, funcional, sem ostentação, mas com pátio e piscina. Os projetos profissionais seguiram a trajetória esperada para uma pessoa organizada como ele, que "fazia o tema de casa".

No entanto, ser empresário no Brasil[2] e enfrentar os constantes solavancos da política e os inúmeros planos econômicos não é uma tarefa fácil, nem mesmo para as pessoas mais persistentes e otimistas. Ele se queixava, invariavelmente, da enorme burocracia e ineficiência do serviço público,

---

[2] Em um estudo de competitividade realizado pelo Fórum Econômico Mundial em 2019, o Brasil ocupava a 71ª posição no *ranking*, entre 141 nações.

das intermináveis discussões na Justiça e das impressionantes mudanças de regras surgidas no meio do caminho de um determinado projeto. Como ele tinha um senso de responsabilidade elevado, sentia-se sobrecarregado, com a sensação de carregar o mundo nas costas. Uma das tarefas permanentes do nosso trabalho psicoterápico era, exatamente, aliviar o peso dessa sobrecarga. Muitas vezes, nesses anos todos, ele se arrependeria de não ter ido embora, quando era mais jovem, para a Alemanha ou a Suécia.

Em uma dessas temporadas de psicoterapia, Richard fora atingido em cheio pelos acontecimentos estressantes da política de financiamentos do Governo Federal e desanimara além do seu habitual. Durante vários meses o governo simplesmente suspendera uma linha de crédito e paralisara todo um planejamento e a execução de um conjunto de obras fundamentais. Nesse momento ele receava, verdadeiramente, um cenário de catástrofe e ruína econômica. Seriam vários meteoros caindo simultaneamente e causando um enorme estrago na sua vida, mas Richard procurava ajuda. Realizamos algumas tentativas de melhorar o seu quadro psicológico com o uso de medicamentos antidepressivos indicados para os seus sintomas, mas eles produziam zumbido como efeito colateral indesejável, e só podiam ser usados durante curtos períodos – quem já sentiu zumbido sabe como é desagradável.

Acabamos por desistir da medicação, pois nós sabíamos, pelo conhecimento do passado, que os sintomas de ansiedade iriam melhorar. Eu insistia, como sempre e com todos os pacientes, na importância da atividade física como tratamento – um tratamento eficaz e com poucos efeitos colaterais.

A última fase de psicoterapia de Richard iniciou-se no final de 2018. Estava preocupado com o passar do tempo, com o próprio envelhecimento e o futuro dos filhos. O mais velho, Albert, finalmente viera residir com ele em Porto Alegre para cursar a universidade. O relacionamento entre eles ainda era carente de pontes para encurtar a distância de tantos anos longe um do outro, mas já estavam mais próximos. Só esse acontecimento lhe trazia uma dose extra de leveza na vida. É claro que se preocupava com as filhas adolescentes, vivendo em uma realidade que estimula o início precoce da vida sexual, o uso excessivo de drogas e da internet. E adolescentes são impulsivos. Também havia alguns atritos com Dominique em relação à educação das meninas.

A sua queixa principal, no entanto, se concentrava em um certo grau de vazio nos projetos para o futuro. Não desejava se acomodar, mas há anos não tinha nenhum projeto grande e novo, nenhum desafio que despertasse o seu entusiasmo, a ânsia de fazer algo bom acontecer. Ele sempre se cobrou resultados e, mesmo tendo uma vida plena de êxitos, permanecia de plantão na cobrança interior. O trabalho na psicoterapia, dessa vez, se concentrou, além de na passagem do tempo, na grande exigência com o próprio desempenho, mesmo sem haver necessidade objetiva. No entanto, ele estava à procura de novos projetos e novos desafios. Estava se sentindo melhor, pois encontrara duas ideias que vislumbrava com muito potencial para o futuro imediato. Já estava em fase adiantada de prospecção dessas ideias. Novos projetos para ele funcionavam melhor do que qualquer opção terapêutica.

Finalmente, nessa sua última temporada de psicoterapia semanal, Richard aderiu a um cronograma rígido de atividades físicas e esportes e, claro, os resultados – sempre os resultados – logo se evidenciaram no seu bem-estar e na perda de peso. Como sempre na sua história de vida, havia melhorado novamente e seguiria sua jornada até a próxima ameaça de queda dos meteoros. Sua última sessão de psicoterapia ocorreu em março de 2020, antes do início da pandemia de covid-19.

Neste período de pandemia, eu tenho lembrado frequentemente de Richard e do seu sonho com os meteoros caindo ao seu redor. O sonho dele, na sua distante infância, expressou o simbolismo de uma catástrofe com perfeição. No seu caso, a catástrofe foi a perda do pai em um acidente inesperado, exatamente como são os acidentes. Sem aviso, o pai desapareceu da sua vida, e ele aprendeu rápido como tudo pode dar errado e como se perde para sempre as pessoas queridas.

A covid-19 é uma doença nova, e a pandemia atual é uma verdadeira catástrofe sanitária, que se tornou uma emergência global na saúde pública. Em muitos países e muitas regiões do planeta, o cenário é tragicamente desolador. A minha analogia com o sonho de Richard refere-se ao fato de muitas pessoas terem perdido a vida de um momento para o outro, sem a possibilidade da despedida de seus familiares. Sem um último olhar, sem o último adeus. É uma paisagem emocional dominada pela impotência, árida, escondida atrás de máscaras protetoras, triste e desalentadora – enfim, uma paisagem catastrófica. Dessa vez, os meteoros do sonho de Richard caíram em forma de um vírus desconhecido e perigoso!

29
TOC INFORMAÇÃO

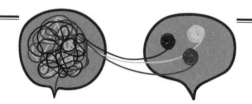

Quando recebo uma informação,
– todo tipo de informação –,
meu cérebro fica processando
como um drone em círculos girando
ou uma bandeira ao vento,
sem parar tremulando.
Aí eu fico trabalhando,
trabalhando,
trabalhando até
conseguir refutar ou aceitar
essa informação.
É um processo cansativo
o pensamento ruminativo!
Eu fico tão cansada que
vem uma exaustão.

30

A RITA FAZ MILAGRES

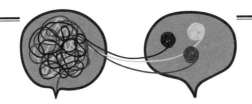

Estávamos em agosto do ano 2000. Era um sábado pela manhã. Atendi o telefone fixo (um equipamento de telefonia em desuso na sociedade dos anos 2020) da minha residência e uma pessoa se identificou como sendo de uma rede de cinemas de Porto Alegre. Era a voz de um homem que, educadamente, me perguntou se poderia falar com o Dr. Fernando. Eu informei que era eu, e o homem me disse que fora encontrada uma carteira com documentos em um de seus cinemas, mas não estavam localizando o telefone do proprietário. Como havia na carteira uma receita com o meu nome, endereço e telefone, tomaram a liberdade de entrar em contato comigo com o objetivo de facilitar o encaminhamento de uma solução para os documentos de Tiago.

Tiago havia consultado comigo, pela segunda vez, dois dias antes desse acontecimento. Ele se encontrava num impasse há alguns anos, pois não conseguia ultrapassar a disciplina de cálculo na faculdade de engenharia. Já repetira diversas vezes, e todos os sinais objetivos dos últimos tempos indicavam que se tratava de um obstáculo intransponível para ele. Decidiu procurar ajuda no início do semestre letivo, em busca de algo que tornasse possível levar seu curso adiante. Na verdade, ele pensava em uma transferência de curso; desejava cursar arquitetura, porque julgava um curso mais próximo de sua personalidade, mais voltada para o mundo artístico. Na prática, não faria muita diferença, pois, mesmo que mudasse de curso, teria que concluir a disciplina de cálculo.

A avaliação psiquiátrica de Tiago ocorreu em duas consultas e não houve dúvida de que ele preenchia todos os critérios para um quadro de dificuldade atencional e seria beneficiado pelo uso de um medicamento específico para isso – o metilfenidato. Ele era uma pessoa com uma firme intenção de superar sua dificuldade e disposição para se engajar no tratamento, o que indicava, desde o início, um bom prognóstico. O diagnóstico fora simples e ele aceitara bem o tratamento. Era exatamente o que ele tinha em mente ao buscar a ajuda de um psiquiatra.

Quando telefonei para lhe informar que sua carteira e seus documentos se encontravam naquela rede de cinemas de um *shopping center*, ele me respondeu:

– Bah! Já tinha procurado em todo o meu apartamento. Eu vivo perdendo tudo: chaves, documentos, papéis, dinheiro, etc. Isso é um tormento em minha vida. Muito obrigado por me avisar.

– Se ainda existia alguma dúvida sobre o teu diagnóstico de desatenção, agora não temos mais. Esse fato, o cinema encontrar a minha receita na tua carteira e me telefonar, é de livro! – foi o meu comentário ao telefone.

"É de livro" é uma expressão comum na prática da medicina para se referir a casos de pacientes que se aproximam das descrições acadêmicas clássicas, as quais, de modo geral, não correspondem ao encontrado nos ambientes clínicos, onde uma série de variáveis e detalhes torna as apresentações das doenças muito peculiares e distantes dos livros.

Aquele episódio do funcionário do cinema me telefonando para avisar que havia encontrado a carteira simbolizava, em relação ao comportamento de Tiago, um exame complementar do seu diagnóstico – pelo menos, do meu ponto de vista. E foi um achado comportamental bem-humorado, bastante diferente dos exames usuais na área da medicina. Foi uma demonstração simples, no início do nosso trabalho, do funcionamento psicológico de Tiago, repleto de esquecimentos cotidianos, que, na maioria dos casos, não requer atenção especializada ou maiores preocupações. E ficou muito evidente para ele o nível da sua desatenção.

Tiago consultava uma vez ao mês para revisar sua medicação. No segundo mês entrou numa consulta dizendo:

– Funcionou, Fernando. Eu tenho ficado de quatro a seis horas na frente do computador. É uma maravilha! Pelo menos, nesta altura do semestre, eu ainda não estou reprovado como antigamente.

– Ótimo, Tiago. Agora é necessário tu teres a consciência de que a medicação é apenas uma ferramenta nesse processo. A atividade física é um elemento adicional de concentração, mas o principal é o reconhecimento da importância do esforço continuado em estudar uma disciplina que, para ti, traz dificuldades. E isso te exige persistência.

Essa palavra – persistência – tem um misto de magia e filosofia. É quase uma chave-mestra para as dificuldades do dia a dia. Persistência é ao mesmo tempo uma característica ou dimensão da personalidade das pessoas e também um resumo do tratamento de muitos casos em saúde mental. Geralmente os pacientes com quadros atencionais desejam soluções rápidas para os seus problemas, e a medicação, é preciso reconhecer, é verdadeiramente uma solução rápida. O medicamento receitado para Tiago, especificamente, tem ação imediata, diferentemente de muitos outros usados na psiquiatria, que levam semanas até fazer efeito. O problema reside no desejo ou fantasia de que somente a medicação resolva completamente o problema.

Em dezembro daquele ano, uma semana antes de começar o período de festas de Natal e Ano Novo, Tiago iniciou sua revisão da seguinte maneira:

– A "Rita"[1] faz milagres! Passei em cálculo! Nem acredito. Achei que nunca iria conseguir.

---

[1] Ritalina é o nome comercial do medicamento metilfenidato.

Foi inegável a eficácia do tratamento com metilfenidato, um medicamento sintetizado em 1949. Durante muito tempo a psiquiatria sofreu uma espécie de *bullying* por parte dos médicos de outras áreas e também da população em geral por ser considerada uma especialidade nebulosa, menos precisa e objetiva, repleta de tratamentos controversos e métodos encarados com preconceitos. No entanto, mesmo em épocas passadas, já se conseguiam resultados expressivos e, sim, de modo rápido, objetivo e seguro.

Durante os anos 1990, um antidepressivo (também com ação específica na atenção e na concentração) – a bupropiona – se comprovou eficaz na interrupção do hábito de fumar e se tornou um medicamento fundamental no tratamento do tabagismo. Foi mais um grande avanço no universo dos tratamentos médicos e psicológicos, e uma conquista para a autoestima da psiquiatria.

A ação da medicação na bioquímica e na fisiologia da atenção e concentração permitiu a Tiago ultrapassar uma barreira difícil para ele, uma barreira até então praticamente intransponível na sua vida acadêmica. No entanto, o uso inadequado de medicação já era um problema relevante naquela época e se tornou ainda mais crítico hoje, quando novos medicamentos com o mesmo perfil farmacológico, com duração de ação prolongada, são utilizados em larga escala e, muitas vezes, sem acompanhamento médico. Esses medicamentos também são frequentemente vendidos sem a prescrição de um médico, em circunstâncias nas quais se busca uma melhora na atenção e na concentração, como, por exemplo, na preparação para concursos.

Após dois anos e meio, Tiago concluiu a faculdade de arquitetura – ele acabou se transferindo de curso no final do próprio ano 2000. Aproveitou o momento de entusiasmo da conclusão do curso – no seu íntimo, o considerava perdido – e programou a realização de vários cursos na área de *design* de móveis e de equipamentos de utilidades domésticas.

O *design* foi sua área preferencial de atuação nos 20 anos seguintes. Tiago era mais artista que arquiteto. Com o passar dos anos, aprendeu a lidar com o problema de atenção. Deixou de acreditar no poder milagroso da "Rita" e aprendeu que, nas atividades profissionais, o importante mesmo é a magia e a filosofia da persistência em benefício dos talentos naturais.

Nos anos recentes, desenvolveu algumas habilidades no setor de gestão de pessoas, muitas delas artistas como ele, em projetos que necessitassem cooperação de setores diferentes em uma determinada empresa. Era uma atividade de que ele gostava, pois exigia um tipo particular de paciência com as pessoas, e Tiago desempenhava bem esse papel. Um dom natural? Ele mesmo se espantava com a própria tolerância naquela atividade, uma espécie de gestão ou um tipo particular de gerenciamento em recursos humanos. Até os dias de hoje, às vezes mais, outras vezes menos, ele continua utilizando, quando preciso, medicamentos para desatenção, adequando as doses à necessidade. A "Rita" operou milagres na vida acadêmica de Tiago, é verdade, mas sua insistência e persistência foram recompensadas com a descoberta gratificante de outros talentos, como o gerenciamento de recursos humanos.

31

INICIATIVA, CONTINUATIVA E TERMINATIVA

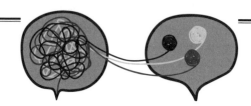

Em 1988, aos 27 anos, Claudio procurou a ajuda de um psiquiatra pela primeira vez na vida, com o objetivo específico de enfrentar alguns dilemas profissionais relacionados a decisões que estavam no seu horizonte e lhe causavam um incômodo, uma tensão interior. Ele precisava fazer uma escolha importante até o final daquele ano. Tinha que decidir entre aceitar uma promoção na empresa onde trabalhava e mudar de cidade ou seguir seu desejo pessoal e se tornar um empresário independente, livre de chefes e gerentes cobrando mensalmente um melhor desempenho.

A dúvida é uma companhia desconfortável para quem deseja ter o controle da situação. Ela implica conflitos de posições, simboliza sentimentos, ideias e percepções diferentes ou antagônicas. A dúvida, geralmente, é positiva porque acrescenta ponderação, contempla outras possibilidades e conduz ao questionamento e à reflexão. Ela se torna negativa somente se conduz à paralisia, à imobilidade ou à omissão.

Até aquele momento, Claudio ainda não havia concluído a faculdade de administração. Não julgava o diploma universitário algo importante para o seu futuro, mas a pressão cultural e familiar pesava contra o simples abandono do curso. Vislumbrava a real possibilidade de abandonar a faculdade e pedir demissão do emprego, mas algo o impedia. Lembrava-se de sua avó materna lhe dizendo que conhecimento não ocupava espaço no cérebro. "Conhecimento e sabedoria são muito bons e não ocupam lugar na cabeça" era a frase preferida dela. Ela repetia essa frase com insistência para ele, e havia uma certa gravidade no seu conselho, como uma mensagem de advertência. Pelo menos era assim que Claudio percebia o que a avó dizia para ele. Ela insistia para que concluísse o curso. Para ela, o mais importante era começar e terminar as coisas. Não era uma pessoa que aprovava as desistências sem ao menos um mínimo de esforço no sentido contrário.

Ele admirava a história da avó. Foi ela quem decidira deixar os pais e os irmãos para trás, abandonar um bom emprego como gerente numa loja especializada em tecidos e moda feminina e emigrar para um novo país na companhia do marido e da filha pequena. A história era uma verdadeira saga para a mente de uma criança fascinada por aventuras. Eles chegaram ao Brasil no início de 1933, saindo da Alemanha, que se tornara uma sociedade traumatizada pelas consequências devastadoras da Primeira Guerra Mundial e, em breve, seria o epicentro de outra catástrofe, a Segunda Guerra Mundial, sem dúvida, o maior pesadelo na história da humanidade.

Claudio gostava de ouvir a história das peripécias dos avós e de sua mãe, ainda criança, atravessando um oceano, como imigrantes, na terceira classe de um navio. Tinham, porém, a energia das pessoas animadas em busca de perspectivas, de horizontes novos, de um futuro menos sombrio que o da Europa daquela época. Era essa a principal impressão que permanecia nele – horizontes novos. A sua mãe lhe contara inúmeras vezes a mesma história, sob a perspectiva de uma criança aprendendo um idioma novo, uma cultura diferente e sentindo saudades dos avós.

Apesar do salário atraente e dos benefícios oferecidos por uma empresa organizada e estruturada em diversos níveis gerenciais, logo se evidenciou que Claudio não se adaptava ao perfil psicológico exigido para as circunstâncias do cargo oferecido. Não que ele não fosse eficiente e não desempenhasse à altura, tanto que havia possibilidades reais de promoção desde que ele se mudasse de cidade e fosse morar no Norte do País. Se assim desejasse, a empresa o ajudaria a providenciar uma transferência, inclusive de universidade.

Entretanto, Claudio desejava trabalhar sozinho, por conta própria, sem prestar contas para ninguém. Aborrecia-se com frequência com a limitação dos seus chefes e com a burocracia. Poderia ser uma espécie de conflito com as autoridades que ainda estava fora da sua consciência? Ou era apenas uma questão de aptidão ou vocação?

Nesse contexto de dúvidas profissionais, também havia rompimentos afetivos significativos. Há menos de três meses, um relacionamento de quase dois anos com a namorada simplesmente chegara ao fim. Ele se desinteressara dela pela diferença de perspectivas em relação ao futuro, e ela, por sua vez, saíra de sua vida e fora embora para a Austrália em busca de uma vida mais saudável e natural – ela era surfista.

Nessa época, Claudio ainda residia com a mãe, uma mulher de temperamento forte, descrita como dona de um humor sarcástico e habitualmente interessada por grandes problemas e desafios que exigiam esforço intelectual. A única irmã, dez anos mais velha, estava casada, tinha três filhos e residia há muitos anos em uma cidade do Nordeste brasileiro, próximo ao mar. O pai falecera devido a um infarto cardíaco fulminante quando Claudio tinha de 12 para 13 anos, ingressando na adolescência. Não houve tempo para nada. Quando o médico e a ambulância chegaram para atendê-lo em sua casa, ele já havia falecido. Foi uma perda precoce, que deixaria uma ausência dolorida por muito tempo.

Aparentemente, o principal conflito psicológico de Claudio residia justamente nessa relação com o pai, que desenvolvera uma sólida e exitosa carreira profissional em uma companhia multinacional do ramo de fertilizantes. Como ele ousava pensar em não seguir a mesma carreira do pai? Só de pensar sobre essa questão já se sentia culpado da raiz do cabelo ao dedinho do pé. Era uma baita sensação de culpa. Era melhor nem pensar no assunto, por isso, durante muito tempo, ele fugiu deliberadamente dessa sensação.

A fuga mantinha as dúvidas acesas, pois Claudio não conseguia enfrentar seus próprios temores subjacentes e, simultaneamente, não enfrentava o mais importante, que eram os seus próprios temores e inseguranças de trabalhar por conta própria. Entretanto, procurar ajuda psiquiátrica ou psicológica implica, mesmo que inconscientemente, aceitar ao menos um mínimo de reflexão. A ajuda nessa área é sempre uma busca por um outro olhar sobre os nossos problemas, com algum grau de isenção e profissionalismo.

O sentimento de culpa tem algumas peculiaridades. Em algumas pessoas ele não encontra nenhuma ressonância; são aquelas pessoas capazes de assassinatos, crueldades e fraudes de toda ordem, sem o mínimo remorso. Em outras pessoas, no entanto, o sentimento de culpa se instala e gruda com essas colas tipo Superbonder. É difícil de desgrudar, e às vezes levamos muito tempo para conseguir um tratamento realmente eficaz para o sentimento de culpa.

Felizmente, Claudio não se situava nesses extremos, e em aproximadamente um ano de tratamento psicoterápico, com duas sessões semanais, ele foi decidindo que iria trabalhar sozinho, que não seguiria o destino do seu pai e não iria dedicar o melhor da sua energia e juventude para os interesses das corporações multinacionais. Na verdade, ele sentia falta da presença e da amizade do pai. A sensação de culpa foi deixando rapidamente de ser tema das nossas sessões. Será que Claudio resolveu mesmo o sentimento de culpa ou esse não era o problema principal?

Após essa fase do tratamento, dedicada a encontrar seu caminho na vida, sua própria identidade pessoal, evidenciamos uma outra questão que dizia respeito ao jeito de ser de Claudio, ao seu funcionamento básico em diversos aspectos do cotidiano. Em um determinado dia, depois de muito tempo de observação, eu lhe disse:

– Claudio, eu observo já há um bom tempo que tu tens muitas ideias de negócios. Em cada sessão de psicoterapia são no mínimo duas ideias muito boas, mas de modo geral nenhuma dessas ideias avança no plano da realidade. E é um conhecimento prático que, se não avança no plano concreto, nada se realiza, nada chega ao final e, portanto, não há resultado e nem gratificação.
– Tu tens toda razão – ele me respondeu imediatamente –, tenho muitas iniciativas, poucas "continuativas" e nenhuma "terminativa".

De forma bem-humorada, ele proferiu uma síntese ótima sobre as dificuldades que essa característica de sua personalidade representava diante dos dilemas da vida em que se encontrava. Chamou minha atenção sua clareza sobre o seu funcionamento psicológico. Pelo menos em parte, havia uma explicação para suas dúvidas, seus medos e suas inseguranças.

Essa característica dificultava a carreira solo. Uma empresa estruturada e um ambiente organizado facilitam muito as coisas para quem apresenta poucas "continuativas" e "terminativas".

O tempo foi passando e pouco se modificara no nosso trabalho. Era como se algo estivesse paralisado no interior de Claudio. Ele seguia o ritmo de muitas ideias e poucos avanços. Nada de muito interessante acontecia na sua vida, e ele, apesar do desconforto evidente, não modificava o seu comportamento, não transformava as ideias em ações.

– Sem algumas "continuativas" e, pelo menos uma, duas ou três "terminativas", tu não vais melhorar e vais seguir o rumo da estrada das frustrações. Desse jeito a tua vida corre o risco de ter muitos fracassos, e o resultado esperado nessas circunstâncias é o surgimento de um quadro depressivo.

Tenho a impressão de que me expressei em um tom bem-humorado, mas sei que foi uma observação enfática da minha parte. Foi um misto de uma intervenção compreensiva e comportamental. Refletindo hoje sobre essa história, mesmo com o distanciamento de tantos anos, a lembrança predominante é que o emprego das expressões iniciativa, continuativa e terminativa, para se referir a suas dificuldades pessoais foi algo genuinamente psicoterapêutico para ele. E seria para o restante de sua vida

Nos 30 anos seguintes, Claudio foi meu paciente e aparecia para temporadas breves ou brevíssimas (uma, duas ou três sessões) de psicoterapia, em geral com um assunto bem específico para tratar e trabalhar comigo. Quando decidiu morar no exterior durante um período. Quando decidiu se casar. Após o nascimento dos filhos. Quando se tornou líder em projetos de reivindicação comunitária. Quando sua mãe ficou doente. Quando ela faleceu. Quando atingiu o protagonismo profissional e obteve sucesso. Sempre quando necessitava algum tipo especial de interlocução.

A tarefa fundamental das psicoterapias ou da dupla paciente-terapeuta, apesar das diferenças conceituais entre as diversas correntes de pensamento psicológico, é, em última análise, apenas um tipo muito especial e particular de interlocução emocional.

Eventualmente, Claudio se beneficiou do efeito positivo de algum medicamento para atenção e concentração, como os estimulantes cognitivos que ajudam pontualmente as pessoas a melhorar o desempenho intelectual. O seu tratamento preferencial sempre foi, e segue sendo, a atividade física. Adotou as caminhadas e a musculação como um padrão básico para o seu bem-estar físico e mental.

A nossa referência principal em termos psicológicos, uma espécie de mantra emocional-comportamental, seguiu sendo a sua própria tríade – iniciativa, continuativa e terminativa. Claudio tem uma mente fértil e permaneceu durante todos esses anos tendo muitas ideias e iniciativas, mas conseguiu também avançar em alguns projetos profissionais (continuativa) e, com persistência, paciência e autodisciplina, adquiridas com a maturidade, alcançou êxito (terminativa) na área de exportação e importação de produtos relacionados ao ramo da agropecuária.

Ao cabo de alguns anos, sua consultoria própria – sim, ele se tornara um empresário independente – estava alinhada com os novos tempos do crescente, eficiente e gigante mercado do agronegócio brasileiro. Nesse aspecto particular, a obtenção desse êxito significava, ainda que de modo distante, uma sintonia direta com a figura paterna. Mantivera, apesar da perda precoce, uma conexão interior poderosa com ele. Em alguns momentos, era como se sentisse a presença dele por perto, sobretudo nos momentos de decisões importantes. O afeto entre eles estava presente.

Iniciativa, continuativa e terminativa é uma bússola na sua vida até os dias de hoje, próximo dos 60 anos, assim como a lembrança da sua avó sobre a importância decisiva do conhecimento. Claudio aprendeu que sem chegar ao final – sem a "terminativa" – nos tornamos privados do resultado do nosso empenho. E sem esse resultado não existe nem prazer, nem gratificação. Predominam o vazio do não realizado e o aprisionamento no universo da condicional.

É frequente as pessoas nos dizerem: "se eu tivesse concluído tal coisa, a minha vida seria diferente; se eu tivesse escolhido outra resposta, teria passado no exame; se eu tivesse chutado aquela bola mais para a direita, seria gol; se eu tivesse estudado mais, se eu tivesse mais chances, se alguém me estimulasse mais, eu renderia mais; se o meu chefe fosse mais flexível, o meu trabalho renderia mais". A condicional não muda os acontecimentos se não for acompanhada por atitudes.

A importância de realizar o início, o meio e o fim de qualquer atividade inclui o reconhecimento do aprendizado concreto que as realizações efetivas são capazes de nos proporcionar, assim como das dificuldades e dos obstáculos que necessitam ser ultrapassados durante essa realização. Iniciativa, continuativa e terminativa é uma síntese efetiva (e muito afetiva) sobre esse tema e me acompanhou durante os últimos 30 anos, com sua forma direta, bem-humorada e criativa. E, em paralelo, me auxiliou no trabalho com inúmeros outros pacientes com problemas semelhantes ao de Claudio – evidentemente, com sua autorização expressa para mencionar a sua tríade.

Obrigado, Claudio!

32

LIDERANÇA

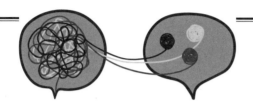

Dona Esther, aos 85 anos,
compareceu pontualmente no seu horário
semanal de consulta, sentou-se na sua poltrona
e me disse: eu vou na dermatologista
realizar um procedimento estético.
Quero retirar as manchas do meu rosto
e, assim, ficar mais bonita.
Depois vou na ótica,
me comprar uns óculos escuros novos;
e vou ser a líder das velhas.

33

PAUTA LIMPA

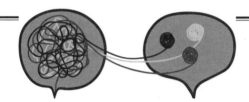

A marcação da primeira consulta é uma boa oportunidade para conhecermos em vários aspectos o que está ocorrendo na vida de uma pessoa para justificar sua procura por atendimento psicológico. Rapidamente se evidenciam a motivação, a disponibilidade para o tratamento, a necessidade ou não de uma intervenção de urgência, e também as preocupações burocráticas e financeiras sempre se manifestam no primeiro contato. Eventualmente, ainda é possível verificar alguns detalhes e nuanças menos superficiais da personalidade dos pacientes ou de seu funcionamento psicológico.

Das antigas e eficientes secretárias eletrônicas ao atual WhatsApp – um dos grandes protagonistas das redes sociais na atualidade –, sempre foi meu hábito realizar o primeiro contato diretamente com o paciente, com exceção de alguns anos em que essa tarefa foi delegada a uma secretária. Nesse período, eu encontrava o paciente na primeira consulta sem essas valiosas primeiras impressões. Não era necessariamente um problema, e elas apareceriam em pouco tempo, mas de outras formas.

Franco protagonizou uma das minhas mais intrigantes marcações de primeira consulta – e também muito esclarecedora. Ele me deixou um recado na secretária eletrônica solicitando um horário. Quando retornei o seu telefonema, o nosso diálogo ao telefone foi o seguinte:

– Fernando, eu gostaria de marcar um horário contigo.
– Franco, tu tens alguma urgência para essa primeira consulta?
– Não. Não tenho nenhuma urgência. Na verdade, eu estou indo viajar e vou permanecer um ano fora do Brasil, vou ficar um ano no exterior. É que eu me encontro na fase final de um curso de pós-graduação.
– Quando tu vais viajar? – perguntei, para me situar melhor no tempo que teríamos para aquela consulta.
– Viajo em sete dias. Estou agora em São Paulo. Vou estar em Porto Alegre na próxima semana, terça e quarta-feira. É possível para ti? Sei que é em cima, mas já gostaria de deixar tudo combinado para realizar psicoterapia no meu retorno. Tu achas que conseguimos?

Nesse primeiro contato, por telefone mesmo, investiguei se havia alguma situação de risco ou de urgência. Um possível incremento da ansiedade de passar um ano fora do Brasil? Não era exatamente o caso. Franco era um homem próximo dos 36 anos, casado e sem filhos. Já havia realizado vários cursos fora do Brasil e não era nada inexperiente nesse assunto.

Como casualmente eu estaria fora de Porto Alegre naqueles dias que eram possíveis para ele e não conseguimos outras opções de horário nas nossas agendas, pensei em sugerir o nome de um colega caso ele estivesse com muita necessidade de conversar naquele momento. Ele me respondeu que não era necessário. Só queria mesmo era marcar uma consulta naquela semana, fazer uma avaliação psiquiátrica e alinhar a possibilidade de realizar psicoterapia no seu retorno do exterior.

Ele parecia seguro e bem tranquilo. Após alguma hesitação da minha parte, pois fiquei em dúvida do que seria mais indicado, ainda tentei verificar outras possibilidades de horário para vê-lo naquela semana, mas não conseguimos. Encerramos o telefonema combinando que ele me ligaria no seu retorno ao Brasil, e aí certamente seria possível agendarmos um horário.

No meu íntimo, fiquei muito curioso com aquela situação. Quando desliguei o telefone, permaneci completamente intrigado com o desejo de Franco de reservar um horário com um ano de antecedência para realizar psicoterapia. Não era nada usual (pelo menos para mim) uma marcação de consulta tão antecipada.

Na verdade, nunca havia me acontecido anteriormente algo semelhante a essa situação. Fiquei pensativo durante vários minutos, achei o fato engraçado. Ou eu havia sentido que ele era uma pessoa bem-humorada e por isso julguei o fato engraçado?

A sensação predominante durante aqueles poucos minutos ao telefone, a tonalidade da voz, assim como a intensidade e a velocidade da comunicação são bons indicadores para irmos conhecendo os pacientes. O que ocorre na nossa mente é também um exercício de antecipação do que vai se passar no momento do contato frente a frente com o paciente. É também um bom exercício para testarmos a nossa percepção daquele momento – e também do próprio paciente.

O fato é que Franco desejava deixar tudo o máximo possível combinado e bem "certinho" para o seu retorno, que, se tudo transcorresse bem, seria em exatos 12 meses. Ele era uma pessoa organizada! Ele certamente era uma pessoa muito organizada! Esse fato não era somente uma informação inicial de um paciente, ele significava um bom marcador psicológico. E não era tampouco um relato discutível ou uma impressão subjetiva. Aquela marcação antecipada da consulta de avaliação apontava na direção de que Franco era muito previdente e antecipado.

O tempo passou e esse episódio da marcação da consulta de Franco caiu no esquecimento normal da vida. Entretanto, exatamente um ano após aquele contato inicial, Franco me ligou novamente e aí foi fácil marcarmos uma consulta de avaliação. Ele havia concluído seu curso, um doutorado em finanças, em uma universidade considerada de excelência no mundo acadêmico internacional, mas particularmente importante no mundo corporativo, em que Franco atuava há muitos anos.

Realizamos algumas entrevistas de avaliação e combinamos de verificar melhor seus pontos de urgência e principais focos de ansiedade naquele momento. Pela primeira vez nos últimos 20 anos, ele estava sem um emprego definido. Porém, havia realizado um verdadeiro sonho ao concluir aquele curso numa instituição de prestígio. E não fora nada fácil ingressar no curso. Foram muitos anos de estudo e consideráveis sacrifícios, mas dera tudo certo e ele estava de volta. Sentia-se realizado. Tinha se programado bem financeiramente, pois, afinal, ele trabalhava com finanças. Esse aspecto complicado para a maioria das pessoas não era nada complicado para Franco. A sua maior ansiedade era que havia se preparado bem demais para a situação brasileira daquele momento – a crise econômica se instalara no Brasil entre 2014 e 2015 e se agravara mais ainda em 2016 –, tempos difíceis para todos. E as boas possibilidades de emprego estavam preenchidas naquela época. Mas ele sabia que era somente uma questão de tempo. Tinha consciência das suas qualidades. Franco foi a primeira pessoa que me alertou para a gravidade e intensidade da crise brasileira:

– É a pior crise da história do Brasil. Tu não acreditas? (Eu devo ter feito uma expressão facial de desconfiança.) Tu vais lembrar de mim. É uma crise muito grande.

O tempo comprovou a percepção de Franco sobre a intensidade da crise brasileira, mas ele se encontrava ali conversando comigo porque eu entendia um pouco de crises psicológicas, e a nossa tarefa era verificar melhor as suas ansiedades e as possíveis soluções para ele. A questão do emprego ou desemprego talvez fosse mesmo a maior preocupação daquele momento.

Investigando o seu passado profissional, havia somente uma situação discretamente delicada no modo como ele se relacionava com suas chefias imediatas e com alguns dos seus pares. Seriam dificuldades com o inevitável mundo competitivo das corporações? Dificuldade com a falta de transparência das chefias em algumas decisões? Dificuldade com a falta de cooperação e lealdade dos colegas? Com os egos inflados pela qualidade profissional? Muitas dúvidas a serem esclarecidas, mas nenhum problema ou disfunção grave o suficiente para gerar maiores preocupações.

Não sabíamos bem ao certo o que, mas algo de importante existia para ele desejar fazer psicoterapia. O desejo de reservar horário com um ano de antecedência era o que mais me intrigava. Franco já havia realizado psicoterapia anteriormente na sua juventude e agora queria ter uma outra experiência psicoterapêutica. Desejava mudar de terapeuta, e de algum modo ele tinha referências positivas a meu respeito. Como ele residia fora de Porto Alegre, combinamos um sistema de horários flexíveis, conforme as nossas agendas permitissem. Iríamos marcando as próximas consultas sem a necessidade de um horário fixo. Teríamos que seguir compatibilizando as nossas agendas.

Em poucas sessões de psicoterapia, se esclareceu o modo de funcionamento mental de Franco. Em paralelo a uma notável facilidade cognitiva e um raciocínio matemático apurado, existia uma necessidade de resolução imediata dos problemas. Nada poderia ficar para depois. Era um aprisionamento pela eficiência. Quando não se sentia 100% seguro sobre a solução de uma questão, aquilo se tornava um problema. Como conviver com as coisas fora do lugar e sem solução exata? Como conviver sem a certeza do próximo emprego no Brasil em crise econômica? Por isso amava a matemática e os idiomas. Ele dominava inglês, francês e espanhol.

Quando mencionei essa dificuldade das soluções imediatas para os problemas porque na vida tudo sempre está saindo do lugar a todo instante, Franco me interrompeu e disse de modo bem-humorado:

– Mas eu sou uma pessoa "pauta limpa"! Não gosto de pendências! Foi essa característica que mais me ajudou, e eu acho que não consigo mudar essa característica com o nosso tratamento. E também nem sei se quero mudar. O "pauta limpa" me torna uma pessoa melhor e um profissional mais eficiente. O problema é essa prisão que tu mencionaste. É bem uma sensação de prisão mesmo. A prisão, tu precisas me ajudar a sair dela.

"Pauta limpa", que boa definição! Estava explicada a marcação da consulta com um ano de antecedência. Sem dúvida, essa característica fora preciosa na sua vida e o impulsionara a conquistas que o diferenciavam. No entanto, algumas circunstâncias o faziam sofrer toda vez que a vida se recusava em cumprir suas exigências de pauta organizada à excelência. Um bom exemplo era a chegada do primeiro filho para breve e toda gama de ansiedades relacionadas a essa etapa da vida. E todas as pautas e fraldas que não ficariam limpas durante muitos meses. E todas as incertezas que um bebê traz para a vida. Como tolerar um ser humano que ainda não sabe falar e explicar os sentimentos? E que chora para se manifestar? Seria uma ótima terapia para ele. Franco, o "pauta limpa", iria aprender ao vivo que nem tudo é passível de controle.

Em pouco tempo a vida de Franco se encarregou de seguir sua jornada. Mesmo com o cenário econômico complicado, ele logo estaria trabalhando em uma grande empresa novamente e continuaria sua trajetória profissional bem-sucedida. Talvez tenha permanecido em sua memória afetiva algo do nosso trabalho, que durou menos de dois anos, naquele período de incertezas e turbulências. Quem sabe ele conseguiu diminuir um pouco a necessidade de eficiência máxima o tempo todo, em todos os assuntos da vida?

Para mim, o "pauta limpa" ficou gravado na memória como uma história significativa, e a sua lembrança tem me auxiliado a ajudar outros pacientes com exigências elevadas de desempenho semelhantes.

34

MÃE, EU TENHO TUDO ISTO AQUI!

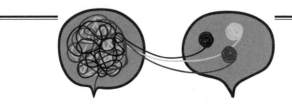

Alessandra estava com quase 10 anos quando Ana (a paciente do caso "O desastre") me procurou novamente. Havia alguns anos não fazia contato. Deixou um recado na secretária eletrônica, solicitando um horário para consulta. Essa é uma história ainda do tempo das secretárias eletrônicas, portanto, é uma história antiga. Será que o peito havia apertado novamente? A ansiedade e o medo teriam retornado? O que teria acontecido? Por que estaria marcando agora novamente? As dúvidas antecipatórias eram algo automático na minha mente, e a simples curiosidade é algo inevitável. A gente pensa com uma velocidade incrível, mas é preciso aprender a esperar os acontecimentos.

Não, o problema dessa vez era com Alessandra, e Ana se sentia perdida para escolher a melhor conduta em termos psicológicos e também psiquiátricos. Alessandra fora encaminhada pela escola onde cursava o ensino fundamental para a realização de terapia, mas Ana julgava que sua filha era uma menina normal como as demais crianças.

– Ela só é um pouco inquieta, um pouco dispersa.

Acreditava que os professores e a escola haviam encaminhado a filha para terapia porque não sabiam o que fazer com ela. Na verdade, os professores se queixavam que Alessandra não prestava atenção em aula, era inquieta, conversava sem parar e perturbava a atenção dos colegas. Enfim, era uma menina que atrapalhava o andamento da classe – como tantas outras crianças.

Pelo relato, era possível reconhecer que Alessandra apresentava um quadro de dificuldade atencional e hiperatividade. Ana, no entanto, se encontrava aflita. Sentia-se mal por saber que a filha importunava os colegas e professores na escola com seu comportamento. Sentia-se culpada, como se houvesse uma falha sua na educação da filha, como se devesse ter feito algo diferente.

Procurei tranquilizá-la a esse respeito, explicando-lhe que, muitas vezes, essa é uma característica absolutamente normal do desenvolvimento infantil e que, na maioria dos casos, poderia causar apenas algum grau de desadaptação, mas certamente o caso da sua filha exigiria uma avaliação mais detalhada, pois a escola havia se posicionado no sentido de realizar alguma ação psicológica.

No final dessa consulta, sugeri que ela preenchesse em conjunto com Alessandra a Escala de Transtorno de Déficit de Atenção e Hiperatividade (TDAH), de Paul Wender, um tipo de questionário com vários itens sobre atenção e hiperatividade. A utilização de escalas de sintomas com o objetivo de verificação diagnóstica já era um procedimento comum na psiquiatria daquela época. Essa era uma escala que eu utilizava com pacientes adultos ainda durante a década de 1980, mas ela nos possibilitaria, ao menos, ter uma ideia aproximada da dimensão do problema da filha de Ana. Combinamos algumas sessões de terapia. Dessa vez o tratamento seria uma psicoterapia breve, com foco específico nessa situação.

– Tu podes ver ela? – perguntou Ana, esperando que eu respondesse que sim.
– Não. Não consigo. Eu não atendo crianças, mas eu tenho uma amiga que é ótima. Ela foi minha professora de psiquiatria infantil. E se tornou uma espécie de consultora para assuntos relacionados à infância e adolescência.

Uma referência para mim. Ela vai nos ajudar se for necessário.
– Por que tu não atendes crianças? Tu já me conheces bem, ficaria tão mais fácil. E tudo fica por aqui mesmo. Para mim seria ótimo.
– É uma história complicada. Difícil de encontrar uma explicação exata. Realmente essa professora que se tornou muito amiga me influenciou profundamente, talvez ela nem tenha a exata dimensão do quanto. Mas eu só conseguia brincar com as crianças e elas gostavam de mim apenas como se eu fosse uma outra criança. Eu percebi, então, que a psiquiatria infantil não era possível para mim como algo profissional. Junto das crianças, é como se eu me tornasse um adulto meio infantil. Não iria dar certo. Acho que foi uma boa decisão.

Na sessão seguinte, uma semana depois, Ana me contou, com uma expressão de surpresa e graça, que num dia daquela mesma semana, ao retornar com a filha da escola, Alessandra exclamou:

– Mãe, eu tenho tudo isto aqui!
– Tudo isso o que, minha filha?
– Tudo isto! Tudo isto aqui que está escrito nestas folhas.

Ana havia esquecido no banco de trás do seu carro as duas folhas da escala diagnóstica que eu lhe entregara na nossa consulta. Alessandra apanhou as folhas soltas no banco e, com a curiosidade infantil natural, leu o que estava escrito nelas. Imediatamente ela identificou várias de suas caraterísticas escritas de forma objetiva naquele questionário: mais ativa que outras crianças; dificuldade de parar quieta; sempre em movimento; falando em excesso; dificuldade em terminar as tarefas da escola; atenção diminuída; muito distraída; explosões temperamentais e irritabilidade, entre outras.

Estava concluído o diagnóstico. Foi uma tarefa simples, com a marca inconfundível da espontaneidade das crianças. A frase de Alessandra – "Mãe, eu tenho tudo isto aqui!" – foi inesquecível justamente por essa característica infantil. E as crianças são uma reserva ecológica inesgotável de espontaneidade. E também uma reserva de sinceridade. Foi um autodiagnóstico simples e direto. Não havia nenhuma dúvida:

— Mãe, eu tenho tudo isto aqui!

Nos anos 1990, o conhecimento sobre TDAH ainda era incipiente e cercado de intenso debate científico, apesar de já haver percorrido uma longa trajetória histórica de observação médica e psicológica. Esse transtorno, como uma categoria diagnóstica independente, já estava presente nas novas classificações psiquiátricas há alguns anos. No entanto, a literatura técnica sobre o tema se achava em fase de desenvolvimento, com inúmeras pesquisas em andamento em diversos centros clínicos e universitários, que apresentavam diferentes abordagens desde a validação do diagnóstico até as melhores alternativas de tratamento. Existia muita polêmica e controvérsia – que permanecem em alguns círculos técnicos até a atualidade.

Em geral, crianças com TDAH são examinadas por profissionais da pediatria, da neurologia, da psiquiatria, da psicologia e da psicopedagogia. É natural esperar controvérsias. Seria uma ingenuidade o contrário. Cada área tem olhares específicos, e nem sempre está de acordo com as outras. Entretanto, o manejo clínico exige uma certa dose de pragmatismo em relação às condutas a serem adotadas.

Mesmo assim, chamava muito a atenção como as orientações terapêuticas eram diferentes umas das outras. Poucos profissionais acreditavam no uso de medicamentos específicos para tratar o TDAH. A maioria dos terapeutas era a favor somente da realização de psicoterapia, a qual, empregada isoladamente, não modificava o quadro atencional e de hiperatividade. O foco em conflitos psíquicos não trazia alívio do conjunto de sintomas que produziam a desadaptação das crianças. Era um problema.

Uma das vantagens das controvérsias clínicas, quando não são dominadas por posições dogmáticas, é a possibilidade de conduzirem a pesquisas científicas efetivas, com observação de resultados e aquisição de conhecimento. O consenso decorrente das pesquisas e expresso em manuais terapêuticos indicava que o melhor caminho a ser adotado – o mais sensato – era promover o bom relacionamento entre a criança, sua família e a escola. O terapeuta teria a tarefa de ser um interlocutor entre essas esferas.

Saber transitar entre as expectativas, por vezes tão distintas, é uma pré-condição importante para atuar nesses casos. O que fazer com Alessandra, filha da minha paciente? Eu precisava me posicionar e indicar um caminho para ela. Ainda não havia o Google, e a informação transitava com a velocidade da época, já bem maior que a da década anterior, mas muito lentamente, se comparada à época atual. E a informação é decisiva para os tratamentos.

Ana era uma pessoa inteligente e diligente, e é claro que já havia se informado com os colegas de trabalho e algumas amigas médicas sobre as terapias existentes e sobre as vantagens do uso de medicação. Para ela, esse era um mundo novo, e cada pessoa que ela consultava dizia uma coisa diferente.

De início, o pediatra e o neurologista não concordaram sobre o uso de medicamentos. Um era a favor, o outro era contra. A maioria das opiniões era favorável somente à realização de terapia e intervenções educacionais e comportamentais para o treinamento de habilidades cognitivas e sociais em relação aos sintomas mais salientes.

As respostas deixavam Ana mais confusa que tranquila, mais preocupada e tensa. Ela gostava de se sentir no controle da situação, e essa era uma situação que fugia bastante do alcance dela. Novamente a tranquilizei afirmando que os medicamentos empregados nesses casos eram eficazes e seguros e poderiam ser utilizados somente no período escolar, com folgas no fim de semana. Ou seja, não era nenhum bicho de sete cabeças. Além disso, os fatos estavam indicando que essa seria uma tendência nos próximos anos.

Solicitei a autorização de Ana para conversar com minha amiga e ex--professora de psiquiatria infantil e discutir com ela o caso de Alessandra. Como sempre, essa professora foi muito disponível, atenciosa e generosa comigo. Indicou uma profissional que estava mais atualizada do que ela nesses casos e me disse que esta saberia realizar terapia, orientar os pais e professores da escola e, se necessário, usaria medicação simultaneamente. A atualização é um quesito básico, que nem sempre conseguimos levar em conta com a necessária seriedade.

O debate na atualidade, aproximadamente 25 anos depois dessa história, acontece justamente no sentido oposto: muitos, se não a maioria, dos profissionais da psiquiatria julgam que os medicamentos específicos vão resolver o problema do TDAH. Nos Estados Unidos, a década de 1990 assistiu a um aumento de 2.000% nas receitas de medicamentos à base de anfetaminas e de 500% nas de medicamentos à base de metilfenidato. Ambas as substâncias são utilizadas no tratamento do TDAH, com bons resultados na melhora da atenção e na redução da hiperatividade. Essa tendência na psiquiatria seguiu e se estendeu até os dias atuais. É uma verdadeira mudança de paradigma no tratamento de crianças com TDAH.

Entretanto, essa nova prática vem acompanhada de muitas vozes críticas a esse modelo de tratamento, baseado na utilização dos medicamentos em larga escala. Seria um modelo influenciado e impulsionado pela indústria farmacêutica? Seria apenas um modismo? Ou seria a fantasia de que podemos melhorar nosso desempenho acadêmico e profissional sem muito esforço? O fato objetivo e amplamente comprovado pela pesquisa clínica e acadêmica é que os medicamentos são eficazes para melhorar os sintomas de desatenção e hiperatividade, mas não substituem o esforço, a dedicação e a disciplina.

Muitos profissionais acreditam que poucas crianças realmente necessitam utilizar medicamentos e que estes só deveriam ser usados quando imprescindíveis. Para eles, o real problema estaria na cultura de exigência de resultados e eficiência da sociedade atual, na qual os pais e as escolas não têm a paciência necessária com as crianças, pois elas incomodam, ou seja, não são dóceis e silenciosas.

Essa linha crítica ao emprego de medicamentos alega que os pais estariam ocupados demais com as suas próprias demandas e exigências da vida pessoal e profissional, sobrando pouco tempo e espaço para a dedicação que as crianças exigem e necessitam. É um debate que permanece aceso e presente na atualidade, e os próximos anos ainda vão revelar muitos desdobramentos, com a evolução das pesquisas, tanto na neurobiologia como nas psicoterapias.

Exigir das crianças com TDAH algo contra a sua própria natureza talvez não seja uma atitude muito sensata ou razoável. Muitas se tornam artistas e encontram motivação surpreendente quando desenvolvem atividades que façam sentido para elas. O importante, na maioria dos casos, é reconhecer o problema e aprender as formas mais adequadas de enfrentá-lo.

É sempre bom lembrar que existe um subgrupo de crianças desatentas que acabam não sendo diagnosticadas porque não apresentam hiperatividade e, em função disso, passam despercebidas – elas não chamam muito a atenção. Já a maioria das crianças com o perfil de desatenção e hiperatividade necessita de atividades com movimento e ação, por isso a prática de atividades esportivas é tão positiva para elas. Movimento e ação resultam em melhora na concentração e no foco, e, assim, o resultado final e o desempenho tornam-se mais satisfatórios.

Nas últimas décadas, os *videogames* transformaram o entretenimento de crianças, adolescentes e adultos jovens, e é muito interessante observar como algumas crianças que são dispersivas na escola são extremamente atentas quando se trata de jogar os *games* de que elas gostam. Alguns tratamentos modernos já incluem *videogames*. Além disso, o YouTube, a maior plataforma de vídeos do mundo, tornou-se um excelente recurso didático ao disponibilizar muitos conteúdos na forma de vídeo.

Alessandra iniciou e manteve um tratamento com a terapeuta indicada pela minha amiga e ex-professora. Eu acompanhei, indiretamente, a sua trajetória durante mais alguns anos, por meio dos relatos de Ana, que esporadicamente realizava pequenas temporadas de psicoterapia ou eventuais consultas.

Ana era uma pessoa crítica consigo mesma, exigente com seu próprio desempenho, e também deveria ser exigente e crítica com a filha. Ela procurava ajudá-la nas atividades escolares, principalmente na conclusão das tarefas de casa. Crianças com TDAH, mesmo quando se tornam adultas, são conhecidas como pessoas que deixam tudo para a última hora, pois é justamente quando o prazo já está quase se esgotando que o seu cérebro, inundado de estímulos e substâncias naturais ativadoras, se torna capaz de aumentar o rendimento intelectual.

Soube que Alessandra fazia uso esporádico de medicamentos para melhorar a concentração e atravessou bem a fase crítica da adolescência, quando é muito comum nesse grupo de crianças o surgimento de várias comorbidades, como transtornos alimentares, transtorno de oposição e uso de álcool e outras substâncias.

O TDAH é uma condição que acompanha as pessoas ao longo da vida, e é necessário um longo aprendizado para se ajustar da melhor maneira dentro das possibilidades de cada um. Alessandra era uma menina alegre, com um talento inato para a dança. Para vencer as dificuldades atencionais, também se tornara uma pessoa minuciosa e detalhista. Às vezes ela exagerava a ponto de ficar excessivamente obsessiva, como uma maneira de compensar a desatenção.

As notícias sobre a evolução de Alessandra eu recebi em algumas ocasiões em que Ana as deu diretamente: uma foi na aprovação no vestibular para direito, outra, na ocasião de sua formatura e a última quando ela concluiu um concurso na área – sempre nas suas conquistas!

Alessandra permaneceu durante todos esses anos vinculada com a antiga terapeuta e teve a oportunidade de usufruir de todos os avanços surgidos nas últimas décadas no tratamento do TDAH. Ter realizado o seu próprio diagnóstico, ao ler as folhas da escala sobre o transtorno que sua mãe deixara no banco do automóvel, foi algo que a ajudou a construir ao longo da vida soluções alternativas para uma característica que, sem orientações adequadas, poderia se tornar um problema.

"Mãe, eu tenho tudo isto aqui!" Aos 10 anos, não é uma graça?

35

SUICÍDIO

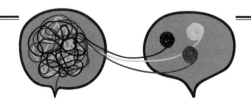

O suicida é um herói sem medalhas.
Um ser humano que, em busca da paz,
toma uma atitude própria da guerra.

36
A FRAUDE E A TRILHA DO SILÊNCIO

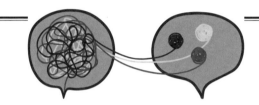

O silêncio é caracterizado pela ausência total ou relativa de sons audíveis. Pela ausência da comunicação. Considerado uma fonte de paz interior, é capaz de neutralizar as tensões cotidianas da vida e, ainda, para algumas pessoas, aumenta a criatividade e a produtividade. Pesquisadores sugerem que o silêncio permite a concentração em sentimentos positivos e até existiria uma relação direta entre a boa saúde física e o silêncio mental. O silêncio é uma prática comum em várias religiões e, em geral, existe um acordo de que ele é importante para a reflexão, para a meditação e para o descanso da mente.

    O silêncio também é uma maneira simples, comum, eficiente e amplamente empregada pela humanidade para equacionar temas difíceis e problemas complexos. O silêncio é o coração do segredo. E determinados assuntos devem se tornar segredo pelos mais variados motivos, tanto positivos como negativos. Silenciar sobre algo é também um caminho, uma trilha ou uma estratégia deliberada para o esquecimento.

Em um livro clássico sobre os mecanismos psicológicos de defesa, Anna Freud[1] destaca que a repressão e a negação são os dois principais mecanismos de defesa individuais empregados pelos seres humanos ao lidar com sentimentos e emoções em conflito. É como a popular metáfora "varrer a sujeira para baixo do tapete". Ao se reprimir ou negar um ato, uma emoção ou uma ideia, o objetivo é simplesmente eliminar o desconforto ou as consequências associadas a ele. Outra metáfora nesse sentido é "assassinar o mensageiro", se ele é portador de más notícias. O problema é que o silêncio não é eficiente em solucionar determinadas questões ou problemas que exigem postura, atitude e providências.

O caso que será descrito se refere ao papel do silêncio em um acontecimento com um amigo próximo, residente em uma cidade do interior do Sudeste do Brasil, que se viu subitamente numa situação de fraude envolvendo uma pessoa da sua família, no final do ano de 2015. Ele me telefonou muito aflito; desejava um aconselhamento imediato devido à urgência com que fora atingido pelos fatos. Ele esperava a minha ajuda profissional – naquela tarde mesmo, se possível – para conversar e discutir alternativas em relação ao seu estado emocional naquele momento. De nada adiantou eu insistir e argumentar que era muito seu amigo e, nessas circunstâncias, o melhor seria conversar com um colega isento.

– Estou com pensamentos homicidas. Nunca senti isso antes na minha vida. Preciso falar contigo, preciso da tua ajuda. Podemos falar agora? Alguma brecha para falarmos hoje à tarde? Vou aguardar o teu contato – foi a mensagem na caixa postal do celular.

Tratava-se objetivamente de uma urgência. Falamos rapidamente no meu primeiro intervalo e combinamos um telefonema no final da tarde, início da noite, quando eu encerraria as atividades e teria o tempo e a calma necessários para conversar com ele. Nós nos encontraríamos em breve, pois tradicionalmente ele passava as festas de final de ano com seus familiares em Porto Alegre, mas o caso que se apresentava exigia uma ação imediata. Não era possível, naquele momento singular, deixá-lo no vazio da ausência de apoio. Encerrei mais cedo minhas atividades.

---

[1] FREUD, Anna. *El yo y los mecanismos de defensa*. Buenos Aires: Paidós, 1979.

Quando me relatou a ansiedade intensa, bem como os pensamentos homicidas relacionados a uma possível fraude que sua filha sofrera no concurso de ingresso para residência médica na faculdade onde realizara o curso de medicina, fiquei a princípio chocado, meio sem saber o que dizer. Seria possível? Seria verdade? Não seria somente o coração do pai falando mais alto num momento de frustração? Então, solicitei que me relatasse a história, o mais pormenorizadamente possível, para podermos refletir em conjunto. Confesso que fiquei bastante assustado e preocupado com os pensamentos homicidas. Não era do seu jeito habitual. Ele se encontrava transtornado.

O resultado do concurso fora publicado no *site* da universidade naquela manhã, e Ricardo soube dele em torno das 12 horas. Sua filha Martina se classificara em terceiro lugar, mas algo deveria estar errado, pois tudo indicava que ela se classificaria ao menos em segundo lugar e assim obteria uma das duas bolsas de residência em oftalmologia do ano de 2016. Os momentos seguintes foram tensos, de aperto no peito, coração batendo apressado e garganta seca.

No trajeto para casa, Ricardo foi procurando se acalmar e, sobretudo, se preparar para a tarefa difícil de tranquilizar a filha, que, com certeza, estaria triste e desapontada. Quando a abraçou em casa, confirmou suas expectativas, e ela afirmou que o resultado não era coerente com as entrevistas realizadas. Expressou uma sensação de ter sofrido injustiça, com pesar, tristeza e raiva.

Ricardo questionou a filha se ela pensara em ingressar com algum recurso junto à Comissão de Residência Médica da universidade. Sim, felizmente ela estava pensando em como proceder em relação a esse recurso. Já havia telefonado para a secretária da comissão solicitando as instruções necessárias para esse procedimento. O recurso estava previsto no edital do concurso, mas tinha prazo exíguo para ser entregue na universidade. Ela precisaria agir rápido.

Com a ajuda dos irmãos gêmeos, três anos mais jovens, estudantes de direito e sempre bem-humorados, Martina mesma redigiu o que seria seu recurso com uma série de questionamentos. Pontualmente às 14h daquele mesmo dia foi à universidade, acompanhada dos irmãos, que, àquela altura dos acontecimentos, estavam sérios e também pensativos sobre as possibilidades jurídicas num caso como esse.

Para eles, da área do direito, era um procedimento normal ingressar com recursos para revisão de resultados, mas para Martina era um problema difícil, um estresse, um verdadeiro incômodo. No entanto, às 14h15min daquele dia, ela protocolou o recurso. A revisão das suas notas fora marcada para o final da manhã do dia seguinte.

– Se eles não resolverem o problema dela, é certo que vou tomar outras providências. Já contatei alguns amigos – Ricardo me disse ao telefone, com tristeza e raiva. O problema com a filha o atingiu em cheio e despertou nele sentimentos de raiva e vingança.

Permaneci escutando atentamente o relato que fazia dos eventos e procurei somente chamar a atenção para que ele recuperasse o seu bom--senso. Apelei para uma dose, mínima que fosse, de moderação. Insisti que ao final tudo iria se resolver adequadamente, mesmo sem ter a clareza completa dos fatos. Nós nos conhecíamos há muitos anos, e eu sabia que ele era capaz de ter sangue frio, pois era um profissional experiente, acostumado a diversas situações tensas.

Ricardo me contou que Ana Carolina, sua esposa, psicóloga e psicanalista, estava sentindo uma fúria quase incontrolável, estava pior que ele. Havia cancelado todos os seus compromissos daquele dia. Sentia-se sem saber o que fazer pela filha, estava completamente desolada. Imediatamente aleguei que esse também seria mais um motivo para ele procurar se acalmar, recobrar a serenidade e, sobretudo, recuperar o discernimento adequado sobre as alternativas daquele episódio. Afinal, ele tinha responsabilidades com a família.

Essas ponderações da minha parte, com mais ênfase, sinalizavam que eu estava procurando ganhar tempo. O tempo é importante nessas horas. Insisti que ele continuasse o relato detalhado sobre o concurso, e Ricardo me contou então os detalhes de todo o processo de seleção.[2]

---

[2] Naquele ano, o edital público no *site* da universidade explicitava que a prova teórica para o concurso de ingresso na residência médica do ano seguinte valeria 90% da nota, e a entrevista, com uma banca de professores, valeria 10%. O edital especificava, de modo bem claro e objetivo, que a nota da entrevista se subdividia em duas partes: a primeira era a análise do *curriculum vitae* (CV), de acordo com uma série de critérios objetivos bem definidos que corresponderia a 70%; a segunda, os outros 30% da nota desta entrevista, seria subjetiva. Restaria uma margem de apenas 3% do total de notas para critérios subjetivos. Portanto, 97% da nota dos candidatos à residência médica naquele concurso eram dependentes de critérios estritamente objetivos.

O resultado da prova teórica, que valia 90% da nota final, colocava Martina empatada com outro candidato em segundo lugar, com 71% de acertos. Encontrava-se atrás apenas do candidato em primeiro lugar, que obtivera 73% de acertos, num universo de aproximadamente 70 candidatos. Fora uma disputa muito acirrada. O resultado do concurso iria se decidir na análise objetiva do *curriculum vitae* (CV) e na entrevista subjetiva com uma banca de professores. E a expectativa de Martina foi crescendo justamente porque tinha conhecimento de que as suas chances de conquistar uma das duas vagas eram elevadas, principalmente com base no seu CV, construído ao longo dos seis anos do curso de medicina.

Em 2015 já era possível avaliar o CV pela internet na Plataforma Lattes, mais uma ótima novidade dos nossos tempos, tão tecnológicos e transparentes. Com o auxílio do sempre disponível Google, o grande oráculo contemporâneo, era possível verificar com exatidão o CV de todos os concorrentes. Dessa forma, todos os candidatos tinham uma noção aproximada, para não dizer quase exata, da sua nota no quesito avaliação do CV.

Assim, as expectativas de Martina cresceram notavelmente. Para sua surpresa, ela estava muito bem colocada. Foi um tanto inesperada para ela a pontuação elevada pelo CV, ainda mais na comparação com os demais candidatos. Ela poderia até mesmo prescindir do valor da nota da entrevista subjetiva e, mesmo assim, se classificaria ao menos em segundo lugar. Como consequência natural, ela ficou entusiasmada com a sua *performance*.

Durante as entrevistas de avaliação, Martina ficou à vontade, sentiu tranquilidade, afinal os entrevistadores tinham sido seus professores na faculdade. Além disso, eles ficaram bem impressionados com seu CV e manifestaram abertamente que ela havia chamado a atenção deles de modo muito favorável nesse item, que correspondia a 70% do valor da nota final nessas entrevistas. A verdade é que o CV era o item decisivo naquele momento da competição.

Ao ser questionada sobre algumas lembranças da infância, entre outros detalhes, Martina comentou que sempre fora uma menina cética; mencionou até que nunca acreditara nem em Papai Noel, diferentemente de seus irmãos menores. É interessante um candidato expressar algo desse tipo num concurso de ingresso para residência, mas Martina sempre fora espontânea e invariavelmente dizia o que pensava sem muita autocensura. Era uma virtude? Era um defeito? Era próprio do seu jeito de ser desde criança.

O fato é que, muitas vezes, ela expressava algo inoportuno e não era bem compreendida pela excessiva sinceridade. Na saída da entrevista, uma professora lhe disse: "Martina, não tens nada para melhorar nesse momento". Pronto, pensou Martina, vou ser aprovada. Era uma sensação de dever cumprido. Havia completado uma maratona de estudos, provas, preparação do CV e entrevistas. Agora era só aguardar o resultado. Sua expectativa foi ao céu! Foi à lua!

Ricardo fez esse relato longo, detalhado, repleto de emoções e nuanças que configuravam claramente na minha mente um cenário de injustiça com a filha dele. Não, ele não estava furioso à toa. Não, ele não estava com pensamentos homicidas por nada. Apesar de configurar uma insanidade, havia uma explicação, ao menos plausível, para aquela reação abrupta de raiva assassina.

Era impossível não lembrar naquela hora o contexto nacional de fraudes e corrupção com que éramos bombardeados diariamente, há dois anos, com a exposição dos fatos investigados pela Operação Lava Jato, algo novo no Brasil, que estava abalando os sistemas de grande corrupção existentes e que se tornaria uma das maiores ações anticorrupção do mundo contemporâneo.

O resultado final publicado no *site* da universidade foi um balde de água fria na cabeça de toda a família, principalmente de Martina. Com a sua classificação em terceiro lugar, ela não teria direito à bolsa de residência, mas poderia fazer normalmente o curso de especialização em oftalmologia, que oferecia outras vagas. Alguns amigos e familiares se assustaram com a decisão dela de ingressar com um recurso junto à universidade.

– Vais ficar marcada, Martina. Quem sabe deixas assim como está e segues a tua vida – disse uma tia, preocupada com as repercussões nos anos seguintes. Será que não iriam persegui-la? O que poderiam fazer para prejudicá-la? Eram temores normais de uma tia mais velha e sem experiência na acirrada competição da medicina.
– Mas alguém vai perder a vaga, disse outra amiga, um pouco sem a noção exata do que realmente estava ocorrendo. É difícil apreciar fatos complexos para quem não está envolvido diretamente ou não tem conhecimento e experiência suficiente com esse tipo específico de concurso.

Minha conversa com Ricardo ao telefone durou bem mais de uma hora, e, ao final, o meu amigo estava somente um pouco aliviado. Ele precisava falar com alguém. Necessitava desabafar aqueles pensamentos homicidas que, na verdade, significavam somente o instante agudo do auge da raiva. No decorrer da nossa conversa nos convencemos mutuamente de que dificilmente Martina não teria sucesso no recurso, e, caso contrário, ela moveria uma ação judicial contra a universidade e aí tudo poderia piorar muito, sobretudo para a própria universidade. Tratava-se de um concurso público com regras bem definidas, e as regras não foram observadas. O resultado fora incompatível com as regras. No seu íntimo, o meu amigo até desejava que o caso fosse para a Justiça para espalhar essa fraude aos quatro ventos. Seria uma vingança mais que merecida. Uma espécie de compensação. Combinamos de ele me informar o resultado no final do recurso na manhã do dia seguinte e falarmos novamente, com toda calma que a situação exigia. Ele me agradeceu muito.

– Obrigadíssimo por me escutar nesta hora – disse ele quando nos despedimos –, imagina só se eu não falasse com alguém!

Adormeci tarde naquela noite. Acordei diversas vezes. Dormi muito pouco. A insônia me venceu. Era difícil não ser atingido pela história da Martina. Uma dose extra de café preto seria necessária no dia seguinte, mas me perdi nos pensamentos, que insistiam em se localizar no drama de Martina. Como ela se sairia no recurso? Seria bem-sucedida? Que situação delicada!

Ricardo sabia que deveria respeitar as decisões de sua filha, no entanto desejava acompanhá-la. Desejava mostrar aos professores que ele iria proteger sua filha? Ou seria um desejo de intimidá-los com a sua presença? Ele me reafirmou, antes de nos despedirmos ao telefone, que ainda insistiria em acompanhá-la, mas ele a conhecia bem – ela não aceitaria essa sugestão. Apesar de ter uma aparência delicada, ser de compleição pequena e magra, Martina era uma pessoa destemida e dificilmente mudaria a sua opinião; ela não se perdoaria por não enfrentar aquele desafio sozinha.

De longe só podemos acompanhar os acontecimentos e, como no esporte, como num jogo, simplesmente ser parte da torcida. Eu fazia parte de uma torcida próxima da filha do meu amigo. Lembrei dos anos anteriores, quando, em conjunto com alguns colegas, estudei uma série de aspectos relacionados à maldade humana. Revisamos temas amplos envolvidos com a maldade, desde a relação entre doença mental e violência até conceitos como banalização do mal, de Hannah Arendt,[3] e maldade e fanatismo, de Amós Oz.[4] Esse trabalho de revisão sobre o tema da maldade humana foi apresentado em um evento científico, e o conceito de erosão da empatia[5] despertou a atenção do público. Esse conceito também martelava a minha mente enquanto perdia o sono no caso da Martina.

Sinteticamente, *empatia* significa a capacidade de perceber o estado emocional de outra pessoa quando em comunicação intersubjetiva. Existe um espectro de níveis de empatia no qual todos os seres humanos estão incluídos. Já o conceito de erosão da empatia implica um estado da mente que desconsidera o outro como ser humano, ignorando sua subjetividade, seus pensamentos e sentimentos. Esse estado pode ser transitório ou permanente, dependendo das circunstâncias da realidade e da psicopatologia individual e/ou coletiva.

Como exatamente funciona essa erosão? Ela se manifesta predominantemente em situações em que detemos algum poder sobre os outros? Como se manifestam em nós esses aspectos que tão facilmente identificamos nos outros? Apesar do nosso desejo de simplificação, é óbvio que não existem respostas simples para questões complexas como essas. E, além de tudo, na medicina e na vida, sempre vale a máxima de que cada caso é um caso. E o caso de Martina era único, especialmente para ela.

Algo complicado de explicar havia sucedido naquele concurso e criara uma situação insólita de revisão de direitos. Martina tomara uma decisão incomum naquela universidade e, depois ficou-se sabendo, nunca havia acontecido antes no departamento de oftalmologia. Seria a famosa certeza da impunidade? No entanto, ela se encontrava disposta a lutar pelos seus

---

[3] Hannah Arendt foi uma filósofa e teórica política. Nascida na Alemanha, de origem judaica, vivenciou os horrores da perseguição nazista, o que motivou a sua pesquisa sobre o fenômeno do totalitarismo. Suas principais obras são *As origens do totalitarismo* e *Eichmann em Jerusalém*.
[4] Amós Oz foi um escritor e ativista político israelense. Foi um dos fundadores do movimento pacifista israelense Paz Agora, que defende a solução de dois Estados para o conflito entre Israel e Palestina.
[5] BARON-COHEN, Simon. *The Science of Evil*: on empathy and the origins of cruelty. New York: Basic Books, 2012.

direitos, por aquilo que tinha convicção de pertencer a ela pelas regras estabelecidas naquela disputa específica.

Percebera que, no mínimo, não houvera empatia suficiente com o desempenho dela. Não era difícil imaginar a batalha árdua que teria pela frente. Era exatamente a percepção dessa batalha que fazia Ricardo querer acompanhar a filha. Ele não se conformava em deixá-la ir sozinha. Sofria com essa decisão. Depois me contou que passou a noite em claro. Após um debate interior intenso e massacrante, decidiu que iria respeitar o desejo da filha. Ele não se sentiu no direito de ser mais um a colocar pressão emocional nela. Já havia pressão suficiente na mente daquela jovem médica.

Eu conhecia muitas histórias de amigos e colegas em situações análogas a essa do concurso de Martina, ocorridas em outros tempos, sem o grau de transparência da atualidade, ou seja, muito mais difíceis de serem demonstradas. Que ficaram "por isso mesmo", caíram na vala comum do esquecimento. Porém, os tempos haviam mudado muito e, em 2015, era relativamente fácil demonstrar como se aprovava ou reprovava um candidato em determinado concurso. Essas lembranças só aumentavam minha insônia naquela noite. Fora exatamente essa transparência atual na sociedade a maior responsável pelo sucesso da Operação Lava Jato? As informações estão disponíveis somente em um ou dois cliques! Três no máximo! É uma época acelerada e irreversível. Contra os fatos, não há argumentos. Martina acreditava no fato de que a vaga pertencia a ela.

A minha mente insone, por último, estacionou meus pensamentos em uma leitura que me acompanhava assiduamente nos últimos anos, um livro pequeno e denso intitulado *Como curar um fanático*, de Amós Oz,[6] o escritor e pacifista israelense que passou grande parte de sua vida debruçado sobre o interminável e fanático conflito Israel-Palestina. Ele tem uma comparação magistral entre maldade e dor: "Sabemos o que significa a dor. Sabemos que é errado infligir dor. Toda e cada vez que infligimos dor aos outros sabemos o que estamos fazendo. Ah, sabemos, sim. Mesmo uma criancinha inocente que puxa o rabo do cachorro sabe que está causando dor. A dor é o grande denominador comum de todas as coisas comuns". Não é uma bela comparação? Não é uma síntese per-

---

[6] OZ, Amós. *Como curar um fanático*. São Paulo: Companhia das Letras, 2004.

feita? Simples, objetiva, sem ambiguidades e desculpas esfarrapadas. E o mais importante: de facílima compreensão, pois todos conhecemos a dor. É difícil explicar a dor de Martina naquela situação. Era uma dor de pesar, tristeza, de raiva por seus direitos legítimos não serem devidamente reconhecidos. Uma dor de não poder expressar a alegria da vitória. Uma dor emocional, sem dúvida. Ela iria desafiar justamente seus professores da especialidade que escolhera e enfrentá-los para reivindicar uma posição que, sabia com absoluta certeza, pertencia a ela e eles simplesmente julgaram diferente.

Em que critérios eles haviam se amparado para aquele resultado desfavorável a Martina? Julgavam que o problema era algo em sua personalidade? Será que tinham restrições a ela, à sua pessoa? Ou ainda o outro candidato classificado em segundo lugar era simplesmente mais qualificado, mais bem preparado, superior a ela? Nesse caso específico, entretanto, nenhum desses questionamentos era relevante. Ao contrário, eram completamente irrelevantes. A questão a ser discutida no momento daquele recurso era somente o alinhamento ou não ao edital e aos critérios nele estabelecidos como publicados no *site* da instituição.

A atmosfera no ambiente da reunião do recurso era tensa para todos, especialmente para Martina. Ela logo observou que os três professores também estavam desconfortáveis (um professor estava ausente). O professor chefe da comissão de seleção iniciou a reunião e foi direto ao tema, tentando explicar que os critérios objetivos para avaliação do CV, reivindicados por Martina no seu recurso, eram apenas sugestões da Comissão de Residência e eles haviam utilizado critérios próprios para definir o resultado final. Também mencionou que naquele ano estariam privilegiando candidatos do interior do estado, pois eles tinham menos oportunidades para realizar a formação em oftalmologia. Porém, insistiu enfaticamente que a classificação em terceiro lugar permitiria a ela a realização da especialização em oftalmologia. Afirmou que a classificação não era o mais importante naquele momento e não era necessário se preocupar com a questão da residência. Ele estava ainda – por incrível que pareça – argumentando para demover Martina de ir adiante na sua reinvindicação.

No seu íntimo ele sabia que a batalha estava perdida. Não teria como justificar para a Comissão de Residência que havia utilizado critérios próprios. Nesse momento do embate, segundo Martina relataria posteriormente, ela reagiu muito furiosa. Havia perdido o controle emocional e, chorando aos gritos, exigiu a presença de um professor responsável pela Comissão de Residência na reunião. "Eu pertenço à Comissão de Residência", teria respondido o mesmo professor, que, obviamente, não atendeu à solicitação.

O professor permanecia insistindo, tentado pressioná-la a desistir da sua demanda. Para seu enorme azar e para a sorte de Martina, ele não a conhecia adequadamente. Os professores não a escutaram com a devida atenção quando ela contou na entrevista seletiva que era uma pessoa cética e não acreditava em Papai Noel desde a infância. Era óbvio que não acreditaria naquela história de critérios próprios! Fincou pé e queria saber exatamente todos os critérios utilizados e também as suas notas, bem como as notas dos demais candidatos. Era um direito seu e eles teriam que atendê-la. Não iria embora sem resolver a situação. Tudo isso aos gritos.

Um dos professores, talvez ansioso com a situação da fraude revelada, saiu do seu silêncio e tentava, sem nenhum êxito, acalmar Martina. Ela estava irredutível. Eles teriam que rever todos os critérios de avaliação do seu CV e mudar o resultado do concurso. Não havia outra alternativa. Na saída da reunião, ela ainda iria procurar o presidente da Comissão de Residência e o diretor da faculdade e relatar a eles o ocorrido.

Que situação delicada a dessa jovem médica: ver-se obrigada a discutir com seus professores de faculdade, profissionais da medicina, para tentar recuperar os seus legítimos direitos num processo seletivo tão competitivo como aquele. Contudo, como dizia um antigo paciente argentino: *"Por algo es"*. Por algo a vida colocava diante de Martina uma adversidade tão difícil de enfrentar – e logo no início da carreira. Seria uma decepção inesquecível.

Para sua mãe, o que acontecera configurava uma situação de abuso de poder e de maus-tratos psicológicos. Os professores foram simplesmente incapazes de reconhecer que estavam equivocados. Seria tão mais fácil, para todos, só reconhecer o "engano" e apenas pedir desculpas. Certamente um pedido de desculpas pelo "equívoco" bastaria para amenizar todo o desconforto da situação e desfazer qualquer clima futuro de ressentimento.

No início da tarde, do mesmo dia da reunião sobre o recurso, as notas foram publicadas no *site* da instituição e Martina obteve o merecido segundo lugar e o acesso a uma das vagas na residência em oftalmologia para o ano de 2016. Resolvera sozinha o seu problema. A sensação de justiça fazia bem a toda família. Ricardo me telefonaria diariamente nos próximos quatro dias para desabafar e me atualizar sobre os acontecimentos. Por fim, desistiu de uma vez por todas dos pensamentos homicidas.

Os gêmeos bem-humorados entraram em contato com um famoso advogado, professor deles no curso de direito, pois o meu amigo desejava saber quais eram os direitos de Martina naquele caso. Ele também já consultara uma colega da diretoria do Conselho Regional de Medicina (CRM) do seu estado para saber se era adequado fazer uma representação ou denúncia de fraude àquele conselho. Martina sairia de férias em alguns dias, e os gêmeos já estavam de malas prontas para aquela mesma noite.

Ana Carolina era a mais abatida da família Ainda não conseguira retomar suas atividades habituais, o que levaria ainda muitos dias. Para ela, a fraude era mais violenta do que se imaginava à primeira vista. Ela somente conseguia escrever e relatar todos os momentos daquele tormento pelo qual a filha e os demais membros de sua família estavam passando. Era um hábito antigo, do tempo dos diários da infância. Escrevia tudo, nos mínimos detalhes, como se não devesse deixar nada de fora do seu relato. Escrevia quase compulsivamente.[7]

Mas e o silêncio mencionado no título desse caso? Um fato interessante que ocorreu nos dias seguintes vai explicar a questão do silêncio nesta história. O advogado consultado – o professor dos gêmeos –, após ouvir atentamente o relato da história do concurso de Martina, questionou:

– Está tudo resolvido? Ela conseguiu a vaga dela?
– Sim – responderam Ricardo e Ana Carolina. A vaga é dela. Tudo resolvido.
– Vocês querem conviver com essa história todos os dias na família de vocês? Querem discutir esse assunto durante as refeições nos próximos vários meses?
– Não – foi a resposta em uníssono do casal.
– Vocês acham adequado para a formação profissional dela uma demanda jurídica logo no início de carreira?
– Certo que não – novamente o casal respondeu em conjunto.
– Então está resolvido. Vocês já responderam às principais questões e também já se decidiram. O mais importante no caso é a carreira e a vida dela. E, além do mais, ela resolveu muito bem a situação. O melhor a fazer é colocar um ponto

---

[7] O relato detalhado realizado por Ana Carolina foi a base deste texto.

final nessa história, encerrar o assunto e fixar a atenção no aspecto positivo – a vitória.

Ricardo se decepcionou com o advogado e professor famoso dos gêmeos. Ele queria uma brecha para uma demanda jurídica. Ele não desejava encerrar o assunto. No dia seguinte saberia a opinião da médica do CRM consultada. A história se repetiu:

– A jovem médica conseguiu a vaga dela?
– Sim – respondeu Ricardo.
– Deixa assim. Vai ser mais prejudicial que benéfico para ela uma representação no conselho.

Ricardo tentou saber se ele poderia fazer algo.

– Não – foi a resposta.

Já houvera turbulência suficiente. O bom senso indicava que seria melhor encerrar o capítulo e deixar essa história em silêncio, bem guardada numa caixa, de preferência, num armário no porão do passado.

No entanto, Ricardo permanecia inconformado com a situação. Havia um desassossego no seu interior que não permitia manter o silêncio preconizado por todos e pelo bom senso. Quando nos encontramos pessoalmente, no mês seguinte, em um evento social, ele me revelou estar surpreso com o silêncio dos amigos e colegas de profissão. Não esperava solidariedade ou apoio pois sabia relativamente bem como as coisas aconteciam, convivera muito de perto com a vida associativa, mas não imaginava aquele silêncio tão constrangedor, pelo menos não dos mais próximos. A impressão que sentia é que era um assunto desconfortável para todos. As recomendações do advogado e da conselheira do CRM estariam mesmo corretas? A realidade dos fatos parecia indicar que sim. Seria o predomínio do silêncio no rumo ao esquecimento. Afinal tudo se resolvera!

No entanto, a mente do meu amigo não sossegava. Era óbvio que estava feliz e orgulhoso pela sua filha, mas não compreendia bem o caminho que o silêncio trilhava nesse caso. Para os colegas mais íntimos, ele relatou em pormenores o ocorrido com Martina. Todos se conheciam, pois o meio médico profissional em que atuavam era relativamente pequeno.

A FRAUDE E A TRILHA DO SILÊNCIO 213

Ele conhecia bem todos os professores que fizeram a entrevista e analisaram o recurso de Martina, e alguns ex-colegas de faculdade seus eram professores dela. Ricardo chegou a questionar se eles não fariam nada a respeito daquela situação de fraude descarada, mas o silêncio dominava o cenário. Eles se saíam com evasivas e desviavam do assunto. A trilha do silêncio seguia em frente abafando os sentimentos ao redor. O final seria justamente o silêncio, a ausência de comunicação e o esquecimento. Seria a vitória da repressão e da negação?

Entretanto, o silêncio não desfazia os fatos. Ainda não tinha essa capacidade. Somente evitava o momento embaraçoso do confronto. Sim, houvera uma fraude! Sim, aquele concurso para residência médica envolvia também uma fraude econômica. Se não protestasse e ingressasse com o recurso de revisão das notas, Martina não iria receber, durante três anos, uma bolsa no valor de aproximadamente 3 mil reais mensais. O total ultrapassaria 100 mil reais. Ela seria lesada, de fato.

No ambiente psicanalítico em que Ana Carolina convivia, ocorria a mesma situação. O silêncio era a marca registrada. Para amigas mais íntimas, revelara toda a sua indignação e revolta. As mensagens eram invariavelmente as mesmas: o melhor era deixar o assunto quieto. O importante era o futuro. Era melhor esquecer. Afinal, sua filha saíra vitoriosa, tudo se resolvera.

No final das contas, somente Ricardo e Ana Carolina desejavam conversar sobre esse assunto. É como um processo psicoterápico de elaboração de conflitos, traumas e lutos. Eles queriam falar no assunto. Era como na tradicional brincadeira sobre terapias: "Fale-me mais sobre isso". Eles sempre estavam dispostos a falar e mencionavam o caso diante de qualquer fato que lembrasse daquela situação. Foram os mais atingidos pela fraude com a filha. A própria Martina estava bem resolvida em relação a esse tema. Ela havia expressado toda sua revolta e indignação em mais de uma oportunidade. Não era mais um assunto para ela.

O tempo transcorreu e, em 2017, encontrei novamente meu amigo durante as festas de final de ano.

— E a Martina? Tudo bem com ela? Está gostando da especialidade? E vocês?
— Está indo muito bem. Estudando muito. Está gostando, mas achando tudo muito difícil. O legal é que ela é caris-

mática com os pacientes. Uma ex-professora dela havia mencionado essa característica ainda durante a faculdade. Nada de surpresas.

Para Ricardo a surpresa seguia em relação aos colegas e amigos: permaneciam todos em silêncio. Ninguém comentava nada. Ninguém perguntava nada. Será que eram amigos mesmo? Eram amigos verdadeiros? Ou eram só relacionamentos de conveniência, como em muitas relações profissionais? Seria algo pessoal? Não. Não deveria ser nada pessoal. Ou seria somente mais um aspecto da própria competição profissional? Deveria ser reflexo da dificuldade do tema, conjeturava Ricardo. Pelo menos a Lava Jato estava funcionando bem e investigando em profundidade sem precedentes o drama da corrupção na política brasileira. Ele apreciava a Operação Lava Jato. Julgava um fato novo e benigno na história do Brasil.

Todos nós sabemos que é difícil falar sobre temas delicados da realidade, da vida familiar e da vida pessoal. Não é fácil para ninguém, e exatamente por isso é uma tarefa reconhecidamente difícil a realização de tratamentos psicoterápicos, nos quais estimulamos os pacientes a se abrirem de forma honesta. Uma das técnicas básicas da psicanálise e dos tratamentos psicoterápicos de orientação psicanalítica é a associação livre de ideias, que consiste em falar tudo o que vem à mente da forma o mais honesta possível.

Esse processo é difícil, doloroso e, em geral, de longa duração. O silêncio das pessoas em relação a determinados assuntos mostra justamente como eles são difíceis de enfrentar. No entanto, não falar nos temas difíceis, sob o ângulo psicoterápico, afronta a premissa tão básica e necessária para a elaboração de situações conflitivas e traumáticas.

A existência da maioria silenciosa é um fenômeno bem conhecido nos mais diversos grupos sociais. Para Ana Carolina, era contraditório observar diversos colegas de profissão evitarem o assunto com ela. Mesmo aqueles mais a favor dos métodos verbais de tratamento e sempre tão humanistas nos seus discursos preferiam o silêncio. Entre as tantas hipóteses para esse silêncio, uma pode ser creditada a um sistema corporativo de autodefesa. Não é melhor, do ponto de vista institucional, abafar os ruídos que podem ser abafados? O silêncio não nos expõe tanto e, nesses casos, ele somente significa omissão. E com o tempo tudo pode se tornar esquecimento. Tudo pode simplesmente se tornar passado. Essa é também uma estratégia de elaboração de conflitos.

No final de 2018, eu encontraria novamente meu amigo Ricardo. Já havia transcorrido muito tempo desde o nosso último encontro. Estaria finalmente recuperado do incidente com sua filha Martina? E como estaria a trilha do silêncio? Provavelmente mais fechada e densa, com os seus ruídos bem abafados, agora também pela passagem do tempo. Eu terminara de ler outro livro de Amós Oz, *Mais de uma luz: fanatismo, fé e convivência no século XXI*. É um livro mais que oportuno para os tempos acirrados e bicudos demais vividos no Brasil naquela época, com o clima eleitoral dividindo e fraturando a sociedade brasileira cada vez mais, e os fanáticos, extremistas da esquerda e da direita radicalizando seus discursos. Para completar o quadro sombrio, o fenômeno crescente das *fake news* piorava tudo e subtraía do cenário nacional o senso de humor de outrora. Achei que seria um bom presente de fim de ano para o meu amigo.

37
ENDURANCE

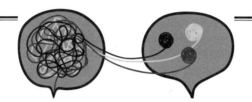

Resistência,
insistência
e não desistência.
É o segredo da permanência.

IMPRESSÃO:

PALLOTTI
GRÁFICA

Santa Maria - RS | Fone: (55) 3220.4500
www.graficapallotti.com.br